精神科領域の
チーム医療
実践マニュアル

Practice Manual of Psychiatric Team Care

編集　山本賢司（東海大学医学部専門診療学系精神科学 教授）

Practice Manual of Psychiatric Team Care

Comiled Work
Kenji YAMAMOTO

©First edition, 2016 published by
SHINKOH IGAKU SHUPPAN CO. LTD., TOKYO.

Printed & bound in Japan

編集・執筆者一覧

編集

山本賢司　　東海大学医学部専門診療学系精神科学 教授

執筆者一覧（執筆順）

山本賢司	東海大学医学部専門診療学系 精神科学 教授
堀川公平	医療法人コミュノテ風と虹のぞえ総合心療病院 理事長・院長
今村弥生	杏林大学医学部 精神神経科
飯島優子	医療法人雄仁会メディカルケア虎ノ門 デイケア主任
高橋　望	医療法人雄仁会メディカルケア虎ノ門 デイケア副主任
榎屋貴子	医療法人雄仁会メディカルケア虎ノ門
吉村　淳	医療法人雄仁会メディカルケア虎ノ門
福島　南	医療法人雄仁会メディカルケア虎ノ門 デイケア所長
五十嵐良雄	医療法人雄仁会メディカルケア虎ノ門 院長
荒井　宏	横浜市立市民病院 神経精神科 部長
加藤雅志	国立がん研究センターがん対策情報センター がん医療支援研究部
木本幸佑	東海大学医学部専門診療学系 精神科学 助教
三上克央	東海大学医学部専門診療学系 精神科学 講師
大石　智	北里大学医学部 精神科学 診療講師

序文

　近年の精神科医療の流れの中で「チーム医療」は様々な形で展開されているが，これはある意味で必然だったと思う．数十年前の精神科病院では退院後の受け入れ施設が少なく，長期入院となって病院で暮らしている患者さんが珍しくなかった．また，総合病院でも身体科病棟における精神科医のリエゾン活動は少なく，精神科病棟か精神科外来での診療が中心であった．さらに，メンタルクリニックも数は少なく，精神疾患患者に対する訪問看護や訪問診療なども珍しいものだった．この20年くらいの間で地域にはデイケアや就労支援施設，グループホームなどが増え，精神科病院の平均在院日数は漸減している．総合病院では緩和ケアや精神科リエゾンチームなどに対して診療報酬の算定が可能となり，デイケアだけでなく，リワークや多職種訪問などを含めた多機能クリニックなども増えてきている．医療は一施設内で完結するものではなく，医療機関は機能分化をして地域の社会資源や福祉施設とも密接なかかわりをもつようになってきているのである．この地域医療の発展や医療技術の進歩により，インフォームド・コンセント，意思決定，安全管理など医療や福祉にかかわる様々な業務が繁雑さを増している．この繁雑な業務を確実に遂行していくためには，医師の力だけではなく，医療にかかわる多くの職種の力が必要である．そして，それぞれの職種が専門性を活かしながら業務にあたることはより質の良い医療の提供につながるものと信じられている．チーム医療のあり方はひとつではない．その施設のマンパワー，医療状況，患者さんや家族のニーズにより柔軟に変化しうるものである．最近の精神科医療の情勢を考えると，多職種協働によるチーム医療は今後もさらに分化・発展していくものと予測される．

　一方で，実際に医療現場で働いている人たちはどれくらいチーム医療のことを理解しているのだろうか？　それぞれの職種のことを理解し，意味のある治療構造を患者さんに提供できているのだろうか？　柔軟な対応ができずに，我流の方法に終始していないのだろうか？　チーム医療の枠の中で働くときに，いつもこのような疑問を抱く．チーム医療が当たり前のものになればなるほど，自施設で有効な，患者さんやその家族のためになる方法をいつも探し求めなくてはいけない．

　本書ではチーム医療の総論的なことに加えて，実際にチーム医療を展開している先生方に，状況の異なる7つの精神科医療チームについて，その目的や各職種の役割，具体的な内容などを詳述していただいた．初めて精神科の医療チームで働く人々や，現在医療チームで働いている人の中で自施設のあり方，自分の職種のあり方を見直したい方に参考にしていただければ幸いである．

平成28年新春

編著者　山本賢司

CONTENTS

Chapter 1 総論

1 チーム医療とは ─── 10
2 精神科医療におけるチーム医療 ─── 11
3 チーム医療の目的 ─── 12
4 チーム医療の基本 ─── 13
 1. チームワークとリーダー・シップ ─── 13
 2. コミュニケーション ─── 14
 3. チーム医療を支えるもの ─── 17
5 精神科チーム医療における倫理的な問題 ─── 19
 1. 臨床倫理の問題 ─── 19
 2. 研究倫理の問題 ─── 21

Chapter 2 各論

A. 精神科病院における「力動的チーム医療」 ─── 24

1 「力動的チーム医療」の目的 ─── 25
 1. なぜ「伝統的チーム医療」ではなく「力動的チーム医療」なのか ─── 25
 2. 「伝統的チーム医療」と「力動的チーム医療」─この似て非なるもの─ ─── 25
2 「力動的チーム医療」による成果─改革前後の診療実績の比較─ ─── 27
 1. 外来医療の診療実績について ─── 27
 2. 入院医療の診療実績について ─── 28
 3. 精神科救急の診療実績について ─── 28
3 「力動的チーム医療」におけるシステム論 ─── 28
 1. システム論の重要性 ─── 28
 2. システム論からみた開かれた「精神科病院」の姿 ─── 29
 3. システムの統合機能 ─── 30
4 治療ハードについて ─── 31
 1. 治療ハードの基本的な考え方 ─── 31
 2. 大病棟の抱える管理，治療上のリスク軽減のために
  ─「病棟機能分化」と「病棟内機能分化」─ ─── 32

5 治療ソフトについて ——— 34
1. 「治療共同体」の想定 ——— 34
2. 不要（非治療的，非生産的）な退行を防ぐための工夫—治療の構造化— ——— 35

6 当院の「力動的チーム医療」を支える多くのスタッフの役割と育成 ——— 38
1. 各職種の役割 ——— 38
2. スタッフチームの育成 ——— 43

7 「力動的チーム医療」と薬物療法—低用量，単剤化を目指して— ——— 43

8 当院における「力動的チーム医療」の実際 ——— 43

9 「力動的チーム医療」のさらなる展開 ——— 45
1. 「病院づくり」から「街づくり」へ ——— 45

10 まとめ ——— 46

B. 精神科病院・クリニックでのデイケア ——— 47

1 チームの目的 ——— 47
2 メンバー構成 ——— 47
3 運営方法 ——— 48
1. 利用開始 ——— 48
2. オリエンテーション ——— 49
3. デイケア利用中のプログラム実践 ——— 49
4. 卒業/利用停止 ——— 52
5. 新規顧客開拓PR ——— 53
6. ケア会議 ——— 53

4 治療効果 ——— 53
1. 症状再発率の低下 ——— 53
2. 生活リズムの改善 ——— 54
3. 自己肯定感の改善 ——— 54
4. 「場」の力 ——— 54

5 具体的な活動状況 ——— 54
6 全国デイケアプログラム例 ——— 55

C. リワークプログラムにおけるチーム医療 ——— 58

1 チームの目的 ——— 58
2 メンバー構成 ——— 58
3 運営方法 ——— 58
4 治療効果 ——— 58

5	具体的な活動状況	60
	1. 最近の取り組み	60
	2. チームでの協働が有効であった症例	72
6	まとめ	75

D. 総合病院での精神科リエゾンチーム ——— 77

1	チームの目的	77
	1. 理想的な精神科リエゾンチームとはどういうものであるか	77
	2. 診療報酬制度に基づく精神科リエゾンチームに求められる目的とは	77
2	メンバー構成	78
3	運営方法	79
	1. 専門職種それぞれの役割	79
	2. 運営の手順と工夫	82
4	治療効果	92
	1. 情報収集力が向上する（生活歴・家族構成・薬剤情報など）	92
	2. 多様な患者ニーズに対応できる	93
	3. 転院調整など院外機関との連携が円滑に行える	93
	4. スタッフのメンタルケアに役立つ	93
	5. 病棟スタッフや他科医師への教育・啓蒙活動的効果がある	94
	6. 対費用効果について	94
5	筆者の病院での症例から	94

E. 総合病院での緩和ケアチーム ——— 97

1	チームの目的	97
	1. わが国における緩和ケアチームのあゆみとその目的	97
	2. 緩和ケアとがん診療	99
	3. がん診療連携拠点病院の緩和ケアチームに求められる役割	99
2	メンバー構成	102
3	運営方法	102
	1. 緩和ケアチームの活動内容	102
	2. 緩和ケアチームによるコンサルテーション活動の留意点	104
	3. 緩和ケアチームの運営方法	105
4	治療効果	105
5	具体的な活動状況	106
6	まとめ	112

F. 救命救急センターでの精神科医療チーム — 114

1 チームの目的 — 114
2 メンバー構成 — 115
1. 精神科医 — 115
2. リエゾン看護師 — 116
3. 精神保健福祉士 — 116
4. 臨床心理士 — 117

3 運営方法 — 117
1. 具体的な運営方法 — 117
2. 自殺企図患者への対応 — 118

4 治療効果 — 121
5 具体的な活動状況 — 122
1. 当院の場合 — 122
2. 児童・青年期の患者への対応 — 123
3. PEEC コース — 124

6 症例 — 125
7 まとめ — 127

G. 認知症地域支援チーム — 128

1 チームの目的 — 128
2 メンバー構成 — 129
1. メンバー構成の概要 — 129
2. チームのメンバーに求められること — 132

3 運営方法 — 134
1. 基本的な運営方針 — 134
2. チーム運営における課題 — 134
3. より効果的なチームになるための仕掛け — 144

4 チームによるケアの効果 — 145
5 具体的な活動例 — 146
6 まとめ — 147

索引 — 149

Chapter 1

総論

I チーム医療とは

　近年，医療は「チーム医療」で行われるものが多く，身体科の病院の中には栄養サポートや院内感染対策，褥瘡対策，緩和ケアなど数多くの医療チームが存在し，専門性を活かした活動を行っている．精神科領域でもさまざまな医療チームが存在し，その活動に対する保険点数の算定が可能となってきている．しかし，実際の医療現場ではどこまでチーム医療が機能しているのであろうか？　チームのメンバーはそれぞれの専門職種の役割や活動をきちんと把握し，お互いの専門性を活かした真に意味のあるチーム医療ができているのだろうか？　もちろん，チーム医療では，その医療施設や患者・家族の状況に対して臨機応変に対応することが求められるために，各チームで多様な活動があってしかるべきとは思うが，「チーム医療」という言葉だけが，先走りしてしまっている感も否めない．現在の医療状況では，それぞれの専門職種が医療チームへ参加するときに，少なくともその医療チームがどのようなことを目的にし，自分の職種がチームの中でどのようなことを期待されているのか，また，参加している他の職種がどのような活動をしているのかということを知る「すべ」が少なく，多くは参加してから改めて知るという傾向が強い．一方で，すでに活動している医療チームは他施設の医療チームがどのような活動をしているのかを詳細に知る機会も少ない．このような現状を踏まえて，本書では精神科領域の医療チームを取り上げ，実践しているエキスパートの先生方に，それぞれのチームの活動，運用などをまとめていただいた．初めて精神科領域の各医療チームに参加されるすべての職種の方の基礎知識の習得に，また，すでに各医療チームで活動している方には自施設との活動と比較し，より有意義なチーム医療が展開できる材料になれば幸いである．ここでは精神科のチーム医療を実践していくうえで大切な点について概説していきたい．

　2010年3月に厚生労働省がチーム医療の推進に関する研究会の報告書[1]として「チーム医療の推進について」という文書を公表している．その中で，「医療に従事する多種多様な医療スタッフが，各々の高い専門性を前提に，目的と情報を共有し，業務を分担しつつも互いに連携・補完し合い，患者の状況に的確に対応した医療を提供すること」がチーム医療に関する一般的な理解であるとしている．その結果，期待される効果として以下の3つを挙げている．
　①疾病の早期発見・回復促進・重症化予防など，医療・生活の質の向上
　②医療の効率性の向上による医療従事者の負担軽減
　③医療の標準化・組織化を通じた医療安全の向上
　この文言をもう少し具体的にイメージをするとどうなるだろうか？　肺炎の治療目的で入院した認知症患者がせん妄になったときをイメージしてみたい．この場合，もともとの認知機能に関する情報収集，肺癌や合併症など身体状況の評価・治療，現在の認知機能や精神症状の評価などが必要になる．そして，まずは安全に肺炎の治療を行うことを目的として，身体科医による身体状況の評価，精神科医による認知機能や精神症状の

評価，入院前後の患者の状態については医師以外にも看護師や臨床心理士などさまざまな職種がそれぞれ情報を得て，共有する．せん妄の直接要因となる合併症と，肺癌に対する身体的治療に並行して，看護師などによる安全確保，環境調整，精神科的な薬物療法が行われる．そして，肺炎の治療が一段落した段階で，その後の患者のリハビリや生活支援をどうしていくかということが次なる課題となる．入院中に理学療法士によるリハビリを行いつつ，患者やその家族の意向を伺い，今後の生活を在宅で行う場合には，ソーシャルワーカーによる社会資源のマネジメントや訪問看護の導入，転院になる場合には転院調整などが必要になる．近年の医療では，この症例で行われている身体疾患の評価や治療，精神症状の評価や治療，病棟内での看護，リハビリや生活支援などの要素を取り挙げても，それぞれが専門的な内容を有しており，1つの職種がすべてをまかなうことは困難で，かつ，非効率的である．このような状況では身体科医，精神科医，看護師，ソーシャルワーカー，理学療法士などが業務分担，情報共有を行い，業務上で連携・補完して「チーム医療」を行うことが重要である．また，質の高い患者中心の医療を展開していくためには，多様化している医療状況に対する患者や家族のニーズも十分に考慮されるべきであり，近年ではチーム医療のメンバーに患者や家族を含めて考えることが一般的になりつつある．

2 精神科医療におけるチーム医療

精神科分野においてチーム・アプローチが必要な理由について，安西は表1のようにまとめている[2]．確かに，精神疾患患者の病態には「多元性」があり，患者の精神症状に心理社会的な要因が密接に関与するために，さまざまな次元での評価やかかわりが必要となる．また，昨今話題となっている精神疾患患者のリカバリー[注1]など，患者や家族のニーズに応えるためには「包括的」な医療や福祉での対応が必要となる．さらに，精神疾患では症状が再発したり，遷延したりすることがあり，再発予防の観点からも「継続性」のある対応は重要となる．

表1 精神科分野でチーム・アプローチが必要な理由

①精神障害の病態の「多元性」
②求められる治療・支援サービスの「包括性」
③およびその「継続性」

[安西信雄：多職種チームアプローチ 公立精神病院における多職種チームアプローチの実際．臨床精神医学講座S5巻 精神医療におけるチームアプローチ，p3-15，中山書店，東京，2000の本文より作成]

> **注1 リカバリー[3]**
> 「リカバリー」は病気からの回復ではなく，患者が「疾患による制限の中で満足した生活を送るための，個人の態度，価値観，感情，目標の変化の過程」のことをいう．したがって，これは患者個人が感じるものであり，疾患により喪失や制限を体験した人が，自分らしさを取り戻し，喜びや安心を感じるものである．

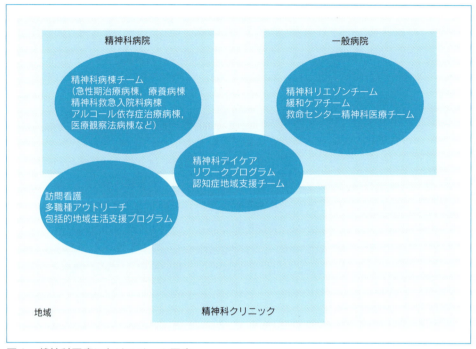

図1　精神科医療におけるチーム医療

　精神科医療においてはどのような医療チームが存在しているだろうか？　日常的に耳にするチーム，プログラムを網羅する形で，精神科医療におけるチーム医療を**図1**にまとめた．たとえば，精神科病棟チームといっても，アルコール依存症治療病棟や急性期治療病棟，精神科救急入院料病棟，医療観察法病棟では内容も大きく異なり，**図1**のチーム・プログラムはさらに細かく分けることも可能であろう．

3　チーム医療の目的

　チーム医療の目的は「医療の質の向上」である．精神科医療においてもチーム医療の目的は，医療安全の確保や患者やその家族の満足度を含めた「医療の質の向上」であることに変わりはない．では，医療の質とは何であろうか？　全日本病院協会の「病院のあり方報告書」によると，「医療とは，狭義には診療（診断と治療：diagnosis and treatment）すなわち，医の行為（medical care）であり，広義には健康に関するお世話（health care）である．（中略）医療とは，診療のみならず，医療機関で行うすべての業務をいう．すなわち，組織運営・経営を意味する」とされている[4]．また，質については，「ISO（International Organization for Standardization）では，質とは，本来備わっている特性の集まりが要求事項を満たす程度，と定義している」とし，「質とは顧客要求への適合，すなわち，顧客満足を意味している．顧客要求はとどまることなく上昇するため，満足を得られるのは一過性でしかない．したがって，継続的に向上の努力を続ける必要がある」と付け加えている[4]．近年，わが国でも医療の質についての評価が行

表2 チームワークの機能

①患者のニーズの総合的・構造的把握(認識機能)
②予後(リハビリテーション結果の予測)(予測機能)
③基本計画(主目標・副目標を含む)の決定(構想機能)
④プログラムの決定・分担(計画機能)
⑤プログラムの遂行(実行機能)
⑥結果の確認・反省(反省的認識機能)

[上田 敏,大川弥生:協業としてのチームワーク―「境界領域における分業的作業」から「重複領域における協業」へ―.OTジャーナル 27:240-246, 1993 より引用]

われるようになっており,代表的なものとしては日本病院評価機構で行っている「病院機能評価」や,各医療機関での「患者満足度調査」[5]などがある.「病院機能評価」では,病院の機能種別として精神科病院が独立して規定されており,その中には精神科病院に独自の評価項目も設置されている[6].精神科医療においても標準化,透明化は重要な課題であり,さまざまな視点から質の評価を継続していくことは重要である.

チーム医療の基本

1. チームワークとリーダー・シップ

医療チームのあり方に関係する要因として,チームワークとリーダー・シップなどがある.

一般論としてのチームワークについて,Morganは「メンバー個人で完結する活動をタスクワーク,メンバー間でコミュニケーションをとったり,助け合ったりする活動をチームワーク」と定義した[7].この定義に沿うと,チームワークには目にみえる活動だけでなく,その中に含まれる対人コミュニケーションやそこから発生する心理的要因を含んでいるものと考えられる.一方,チームワークの心理学についてはチームの凝集性,規範,作業意欲などについてさまざまな研究があるが,いまだ一定の結論を得るにはいたっていない.

理学療法士や作業療法士などがかかわる身体的なリハビリテーションの分野では,以前からチーム医療が実践され,多くの知見を積み上げてきている.これらの知見は精神科領域にも通じるところがあり,参考になる部分が多い.上田は「リハビリテーションの目的の複雑性,総合性」が,リハビリテーションで多職種でのかかわりが必要となる理由であるとしている.そして,リハビリテーションにおけるチームワークの本質は「専門職者による集団的認識」であり,その機能は認識に始まり,認識に終わるとして,チームワークの機能を**表2**のように示している[8].

精神科医療においても,患者のリカバリーや生活の質の向上のための問題は複雑で多面的であり,患者のニーズを総合的・構造的に把握して,基本方針やプログラムを決定して遂行し,結果を確認して振り返りを行うというプロセスは同様である.よいチームワークが発揮されないと,患者や家族のためにならないばかりでなく,チームメンバーにも大きなストレスが生じたり,医療チームと患者や家族との間に陰性感情が生じるこ

表3　リーダーの権威

①地位から生じる権威（肩書や役職）
②知識から生じる権威（技術的，専門的）
③人的特性から生じる権威（仕事の進め方，同僚とのかかわり方）

[Reed J：Leadership in the mental health service；what role for doctors？ Psychiatr Bull 19：67-72, 1995 より引用]

ともあり得る．また，チームワークの意味をはき違え，チームメンバーの「なかよしグループ」となったり，「患者本位の医療」であるはずが，チームメンバーの仕事だけが円滑になってしまうような「チームメンバー本位の医療」にならないような注意も必要である．

　よいチームワークが発揮されるためには，チームリーダーによるリーダー・シップが重要となる．精神保健サービスにおけるリーダー・シップについて，Reed はリーダーの権威には**表3**の3つがあると指摘し，リーダー・シップは単に地位や技術的な知識で決まるものでなく，幅広い知識やイニシアティブ，忍耐力，高潔さ，機転，同情，ユーモア，謙虚さという個人的資質も含めて決められるものであるとしている[9]．わが国の医療チームでは，医師がチームリーダーとなる場合がほとんどである．しかし，医師はこのようなチームでのリーダー・シップについて学んだり，考えたりする機会は少なく，医療現場に出てから場当たり的にリーダー・シップをとらされているというのが実情であろう．どの職種においてもいえることであると思われるが，医療チームのリーダー・シップについて学習する機会を検討していくことは今後の課題である．

2．コミュニケーション

　前項のチームワークを考えたときに，チームとしてうまく機能するためにはリーダーとメンバー，もしくはメンバー間でのコミュニケーションが重要であることはいうまでもない．このコミュニケーションについては心理学の領域で数多くの成果があるが，今回は医療におけるパフォーマンスと患者安全を高めるために，近年米国国防総省と米国医療品質研究調査機構が開発した Team Strategies and Tool to Enhance Performance and Patient Safety（TeamSTEPPS）を紹介したい[10, 11]．

　TeamSTEPPS では，以下の4つのコンピテンシー（顕在化能力，業績直結能力）が必須であると提案している（**図2**）．

a．コミュニケーション

　チームの中での情報を正確かつ迅速に伝える方法が紹介されている．SBAR（**図3**），コールアウト（重要または危機的情報の伝達に利用される方法である．指示と，指示された結果・情報についてチーム内のメンバー全員に声を出して伝える．情報を同時に共有でき，次の段階を予測できる），チェックバック（発信者の情報を受信者が確実に理解するために受信者が内容を復唱する．発信者は受信者が理解したことが確認できたことを受信者に伝える）などのツールがある．

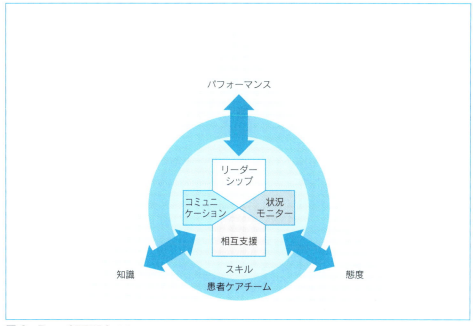

図2 TeamSTTEPS のシェーマ
[U.S. Department of Health & Human Services：Team Strategies and Tool to Enhance Performance and Patient Safety(TeamSTEPPS). (http://teamstepps.ahrq.gov/)にあるロゴを引用・翻訳]

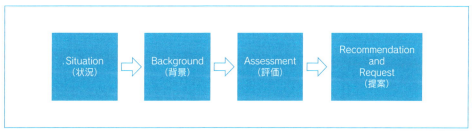

図3 SBAR
連絡や説明などの情報共有の際に，情報を迅速かつ正確に伝えるためのスキル．Situation(状況)-Background(背景)-Assessment(評価)-Recommendation and Request(提案)の順番で内容を伝える．緊急時でも必要な情報が伝わりやすくなる．

b．相互支援

　医療チームのメンバーとしてお互いを支え合う能力のことである．2回チャレンジルール（考えを伝えるために2回は言おうというルール．危険性を察知した場合などに緊急の対処や行為の停止のために最低2回提案することで，言われたほうも2回言われたときには必ず耳を傾けるようにする），CUS［Concerned（心配である），Uncomfortable（不安である），Safety issue（安全上の問題）の略で，これらを直接的に表現するという規則．気づいた人は発信する義務，提案されたほうは聞き入れる義務がある］，フィードバック（敬意を込めた改善点の指摘やねぎらいを行うことでチームパフォーマンスを高める）などのツールがある．

c. 状況モニター

適切な行動を判断するために，自分自身の情報を含めた情報収集能力が必要である．STEP［Status（患者の状況），Team member（チームメンバー），Environment（環境），Progression（進捗）の略で，状況を継続的にモニターしていく手段］などのツールがある．

d. リーダー・シップ

チームパフォーマンスの改善に重要な能力であり，ブリーフィング（業務開始時に目的や役割などを確認する），ハドル（業務途中に業務変更の必要性を確認をしたり，問題が発生した際の解決に向けての議論を行う），ディブリーフィング（業務終了後，業務の過程と結果について改善へ向けた評価を行う）などのツールがある．リーダーはこれらのツールを用いる中でメンバーが自由に発言できるように努め，何を誰に依頼したか，その目的や目標を明らかにし，業務中にもフィードバックを求めていく．

これらのコンピテンシーに関するスキルなどを身につけて実践することで，チームパフォーマンスが向上すると考えられている．わが国でも身体科領域ではこれらのシステムの実践報告がある．医療安全面からも有用な部分が多く，精神科領域でも一部活用できるものと思われるが，精神科医療チームの場合には患者とのコミュニケーション自体が治療的であることがあり，この点についてはさらに考慮が必要である．

精神科領域以外の医療チームにおいても患者とスタッフ間の良好な関係は治療の成否にかかわる重要な要素である．患者とスタッフの間には精神療法で生じるような転移や逆転移などが生じ得るが，精神科領域以外のチームでは，主目的が「栄養状態の改善」や「褥瘡の改善」など精神的な問題以外のところであり，その問題から生じたストレスに対する支持的な心理的サポートについては一部行うものの，精神療法的なかかわりをすることが主目的ではない．スタッフと患者の距離感がなくなり，患者の精神的な問題をサポートしきれなくなった場合，多くは精神科に依頼となるか，患者が精神科医療を拒否すれば，身体的治療チームとしてできることの限界を超えるとして患者との関係を終結するか，より身体的な問題だけに限ってかかわるという形になるだろう．しかし，精神科医療チームの場合には，精神疾患により患者と他者との対人関係が不安定になることがあり，それが医療スタッフとの間でも生じる可能性がある．たとえば，被害妄想のある患者が特定の看護師だけに妄想を抱いてそのスタッフを拒絶したり，攻撃をする場合や，境界型パーソナリティ障害の患者が特定のスタッフAを過度に理想化し，そのスタッフAに意見を言う他のスタッフBに対して攻撃的となって，スタッフBがスタッフAに対して陰性感情をもつなど医療チーム内で対立が生じる場合などである．このような場合，精神科医療チームでは，患者と医療スタッフ間で生じている問題について整理し，対応を検討しなくてはならない．先述の被害妄想の患者では，妄想の内容や程度についてきちんと評価を行い，薬物療法の再考やスタッフ保護の観点からもそのスタッフが患者にどのようにかかわるか，かかわらないか，他の妄想の対象となっていないスタッフがどのようにそれをサポートするかなどがチーム内で話し合われるべきで

あるし，境界型パーソナリティ障害の患者の場合には，患者とそれを取り巻く医療チーム内で生じている集団力動をスタッフが共有し，治療構造をどのようにしていくのかが検討されるべきである．患者に対して複数の異なるスタッフがかかわるということは，患者とスタッフ個人との間にさまざまな関係性が生じ，それが治療的に働く可能性もある．Gabbardは入院治療と個人精神分析療法の治癒メカニズムを比較し，①入院治療では，多くの異なった職種，性別，年齢，経験をもつスタッフと患者の間でさまざまな転移-逆転移が発展し，その転移-逆転移の集合を組織的に統合していくことが入院治療のPrimary taskである，②治癒を引き起こす要素は「解釈」ではなく，患者と各スタッフとの関係を通して患者の対象世界が外在化され，それをスタッフ間で統合し，スタッフがそれぞれの治療関係を通して再び患者に伝達することで患者の対象関係を修復することが治癒メカニズムであると述べている[12]．このような理解は精神科医療チームでは重要なものであると同時に，精神科医療チームに参加するスタッフはある程度の精神療法的な知識の習得が必要と考えられる．

3. チーム医療を支えるもの

　チーム医療を支えるものとして，スタッフケア，教育と研究，カンファレンスやミーティングという3つの要因について概説したい．

a. スタッフケア

　2006年に厚生労働省は「事業所における労働者の心の健康づくりのための指針」を示し，労働者自身による「セルフケア」，管理監督者による「ラインによるケア」，事業場内の健康管理担当者による「事業場内産業保健スタッフ等によるケア」，事業場外の専門家による「事業場外資源によるケア」の4つのケアの推進を提唱している．これは医療の分野でも同様であるはずだが，病院などでは多忙でセルフケアがしづらい状況であったり，事業所内産業医が施設によっては常勤の勤務医でなかなか相談しづらい状況であったりと，体制が十分整っているとは言い難い．医療チームにおいては，上述の「事業所における労働者の心の健康づくりのための指針」に示された4つのケア以外に，「チームによるケア」があるものと思われる．これは，管理監督者や事業場内産業保健スタッフ等だけでなく，多職種によるチームの横のつながりによるケアである．精神的変調への気づきだけでなく，チームの支持的な環境は心理的なサポートに役立つものと思われ，また，多職種からの刺激は専門職としての労働意欲を掻き立てられる部分もあるだろう．

　当然のことであるが，医療スタッフの身体的な疲労や心労は医療事故にもつながりかねず，医療の質に影響を与え得る問題である．特に，精神科医療では通常の診療の中でのストレスに加え，突発的で重大なストレス（チームでかかわっていた症例が自殺してしまったり，症例からスタッフへの暴力行為が起こったりすること）が生じることがあり，その際の対策も必要である．院内での自殺や職場の同僚が自殺をしてしまった場合

のスタッフのケアについては，すでに指針があるが[13, 14]，どちらも実際に行おうとすると大変な部分が多く，当該医療施設とは関係のない第三者の精神保健スタッフが介入できるような体制の構築が望まれる．また，医療事故や患者からの暴力に遭遇したスタッフのケアについても同様である．

b. 教育と研究

　新たな医療チームが結成される場合には，それぞれの職種がそのチーム内でどのようなことができるのか，それぞれの職種がチーム内でどのような面で専門性を役立てられるのか，よくわからない場合がある．また，継続的なチーム医療を提供しているチームの場合には，途中でメンバーの入れ替わりがあったり，経験の浅いメンバーが参加したりすることがある．チーム医療に参加する人に対する初期の段階や，その後のスキルアップのための段階で，それぞれの職種内や職種間で教育や啓発が必要なことがある．したがって，チームを運営していくにあたって，教育のシステムをどのように構築するかは重要である．

　今日の医学教育では，チーム医療全体に関する教育自体が確立していないところがあり，卒前教育として早期に多職種（いくつかの医療系学部）を含むチーム医療教育が積極的に行われている教育機関がある一方で，まったく行われていないところもある．また，精神科の専門職として，医療現場で働き出してからも，自分の所属する医療チームにおける勉強会や講演会以外でチーム医療に関して学べる機会は少ない．しかし，最近では日本精神神経学会の多職種協働委員会が2015年3月に「精神科臨床における多職種チームの活かし方」フォーラムを開催したり，日本総合病院精神医学会が「精神科リエゾンチーム講習会」などを開催しており，少しずつ学習の機会は増えてきている．

　また，医療チームが継続的な医療サービスを提供していくうえで，疑問に感じたり，問題となったことに対して，さらに議論して追及したり，研究として学術的な探索を行うこともある．また，特定の患者に対し，患者がその医療チームにかかわる前から臨床研究が行われている可能性もある．したがって，別項で詳述する研究の倫理的な問題について，チーム医療のスタッフは学んでおくべきである．このような研究活動はチームで活動するうえでのモチベーションにつながることがある．しかし一方で，押しつけ的な研究活動は逆効果にもなり得るし，本来のチーム医療の目的から外れてしまうこともあるので注意が必要である．

c. カンファレンスやミーティング

　どちらも「会議」という日本語訳がつき，医療の現場ではカンファレンスという場合は「ケースカンファレンス」など症例に関係するものが多く，ミーティングは「チームミーティング」など症例だけでなく，その他のチーム運営に必要な議論も含まれ，カンファレンスよりもう少し幅広い内容が話し合われる印象がある．しかし，明確な定義はなく，使われ方は施設によって多少異なっているのが現状である．

　精神科領域でチーム医療を行っていく際には，定例のものと臨時のものが組み合わさ

れて行われていることが多い．たとえば，筆者が所属する東海大学病院の精神科リエゾンチームでは，毎朝カンファレンスが行われて，前日に依頼された新患の紹介や当直帯での出来事に関する申し送りなどが行われる．それ以外にも，週に1回のカンファレンスがあり，担当している症例に関する情報の共有，治療方針の確認などが行われる．この2つのカンファレンスは定期的に行われているもので，主に精神科医や心理士との間で行われる．このように定期的に行われるカンファレンスの役割としては，スタッフ間の症例に関する情報共有や心理的サポート，精神医学的知識の教育などがある．一方で，臨時に行われるカンファレンスとして，精神科医と心理士以外に主治医や病棟看護師，ソーシャルワーカーなどを含めた病棟でのリエゾンカンファレンスがある．これは，身体科入院患者で治療方針が明確になっていない症例や問題行動などで対応に苦慮している症例に対して行われるものである．このような臨時のカンファレンスには，定期的なカンファレンスにある役割以外にも，危機介入的な要素が含まれている[15]．

5　精神科チーム医療における倫理的な問題

1．臨床倫理の問題

　精神科医療では医療保護入院や措置入院など患者自身の意思によらない入院治療がなされることが，他の医学領域よりも多い．また，個々の治療内容でも精神症状や認知機能の問題から，患者の同意を得ることが難しい状況もしばしば経験される．そのような中でも，患者の自己決定権を尊重し，最善の利益を追求していくことが要求されている．実際の医療の現場では精神科医以外も多くの職種が倫理的な問題にかかわっており，その問題を具体的にどのように評価し，どのように考えていくかという議論が必要である．

　医療における倫理的な問題を分析していく際に，Jonsenらの4分割表がしばしば用いられる（**表4**）[16]．4分割表では倫理的な問題を検討すべき事例に対し，Medical Indications（医学的適応），Patient Preferences（患者の意向），Quality of Life（生活の質），Contextual Features（周囲の状況）の4つの枠に症例の検討事項を記載していくものである．その内容を多職種で共有し，議論していくことで，対応策を検討していく．議論していくうえで，重要な視点としてBeauchampとChildressが提唱した「医療倫理の4原則」がある（**表5**）[17]．この4原則の中で，しばしば精神疾患患者で問題となるのは「自律尊重原則」である．認知症を含む精神疾患患者では，患者自身の意思決定能力に問題が生じる場合があり，その際にはインフォームド・コンセントを受けたうえでの治療同意なのかを吟味する必要がある．Appelbaumは医療を受けるための意思決定能力（治療同意能力）の中核となる4つの能力を挙げており（**表6**）[18]，当該の患者についてこれらの能力に関する検討が必要になる．

　これらの評価，評価に基づく倫理的な問題に関する議論は必ずしも正解があるわけではなく，時に，意見が対立したり，現場の医療者のパワーバランスが意見に反映されて

表4 倫理的な問題を分析するときの4分割表

医学的適応(Medical Indications)	患者の意向(Patient Preferences)
1. 患者の医学的問題は何か？ 　病歴は？　診断は？　予後は？ 2. 急性か，慢性か，重体か，救急か？　可逆性か？ 3. 治療の目標は何か？ 4. 治療が成功する確率は？ 5. 治療が奏功しない場合の計画は何か？ 6. 要約すると，この患者が医学的および看護的ケアからどれくらい利益を得られるか？　また，どのように害を避けることができるか？	1. 患者には精神的判断能力と法的対応能力があるか？能力がないという証拠はあるか？ 2. 対応能力がある場合，患者は治療への意向についてどう言っているか？ 3. 患者は利益とリスクについて知らされ，それを理解し，同意しているか？ 4. 対応能力がない場合，適切な代理人は誰か？　その代理人は意思決定に関して適切な基準を用いているか？ 5. 患者は以前に意向を示したことがあるか？　事前指示はあるか？ 6. 患者は治療に非協力的か，または協力できない状態か？　その場合，なぜか？ 7. 要約すると，患者の選択権は倫理・法律上最大限に尊重されているか？
QOL(Quality of Life)	周囲の状況(Contextual Features)
1. 治療した場合，あるいはしなかった場合に，通常の生活に復帰できる見込みはどの程度か？ 2. 治療が成功した場合，患者にとって身体的，精神的，社会的に失うものは何か？ 3. 医療者による患者のQOL評価に偏見を抱かせる要因はあるか？ 4. 患者の現在の状態と予測される将来像は延命が望ましくないと判断されるかもしれない状態か？ 5. 治療をやめる計画やその理論的根拠はあるか？ 6. 患者を楽にする緩和的ケアの予定は？	1. 治療に関する決定に影響する家族の要因はあるか？ 2. 治療に関する決定に影響する医療者側(医師・看護師)の要因はあるか？ 3. 財政的・経済的要因はあるか？ 4. 宗教的・文化的要因はあるか？ 5. 守秘義務を制限する要因はあるか？ 6. 資源分配の問題はあるか？ 7. 治療に関する決定に法律はどのように影響するか？ 8. 臨床研究や教育は関係しているか？ 9. 医療者や施設側で利害対立はあるか？

[Jonsen AR, Siegler M, Winslade WJ：Clinical Ethics ―Fifth Edition―．(赤林　朗，蔵田伸雄，児玉　聡監訳：臨床倫理学 臨床医学における倫理的決定のための実践的なアプローチ，第5版，新興医学出版社，東京，2006)より引用]

表5 医療倫理の4原則

①自律尊重原則
　自由かつ独立して考え，決定できる能力を有する患者が自己決定できるように手伝うこととその決定を尊重して，それに従うという原則．
②善行原則
　医療者は患者にとって最善と思うことを成すという原則．
③無危害原則
　患者の生命を脅かしたり，苦痛を与えたりするような危害を与えないという原則．
④正義原則
　同様の状況にある患者は同様の医療を受けられるべきであり，社会的な利益や負担は正義の要求と一致するように配分されなければならないという原則．

[Beauchamp TL, Childress JF：Principles of Biomedical Ethics, 5th ed, Oxford University Press, New York, 2001 より引用]

表6 医療を受けるための意思決定能力(治療同意能力)

①理解(understanding)
　疾患，治療のリスク・ベネフィットなどの医療関連情報を理解する能力
②認識(appreciation)
　自らの問題として疾患を認識し，治療が有益であることを認識する能力
③推論(reasoning)
　治療効果，他の治療との比較，治療の結果もたらされる日常生活への影響について論理的に考える能力
④意思表明(expressing a choice)
　意思決定を表明する能力

[Appelbaum PS：Clinical practice. Assessment of patients' competence to consent to treatment. N Engl J Med 357：1834-1840, 2007 より引用]

しまう可能性がある．このような場合に，どのような立場の医療者でも倫理的な問題について相談が可能な「倫理コンサルテーション」のような体制の整備が望まれる．「倫理コンサルテーション」とは，「医療において生じる倫理的問題を，患者や家族，医療関係者等が解決するのを手助けするために，個人またはグループによって提供されるサービス」と定義される．個人またはグループには医師と看護師のほかに，MSWや神父，その他の専門家などが含まれるとされている[19]．近年ではわが国でも大学病院をはじめとしたいくつかの医療機関で体制が構築されつつある．

2．研究倫理の問題

　チーム医療が行われる中で研究が並行して行われていることがあり，臨床研究に関する倫理的な面についてはどの職種もある程度は知っておく必要がある．世界的には，1964年に世界医師会で採択されたヘルシンキ宣言[注2]が，今日も「人間を対象とする医学研究の倫理的原則」としてその内容が尊守されている．わが国においては2002年に文部科学省と厚生労働省で制定し，2007年に全部改正した「疫学研究に関する倫理指針」(平成19年文部科学省・厚生労働省告示第1号)，および，2003年に厚生労働省で制定し，2008年に全部改正した「臨床研究に関する倫理指針」(平成20年厚生労働省告示第415号)が統合され，2014年に「人を対象とする医学系研究に関する倫理指針」(平成26年度文部科学省・厚生労働省告示第3号)が定められた[20]．この指針では，「研究機関の長は研究実施前に研究責任者が作成した研究計画書の適否を倫理審査委員会の意見を聴いて判断し，研究者等は研究機関の長の許可を受けた研究計画書に基づき，研究を適正に実施すること」が求められている．

　このような流れを受け，研究を行っている大学や公的研究機関は各施設内に倫理審査委員会を設置している．国立病院機構が行う臨床研究についても，臨床研究中央倫理審査委員会が設置されており，審査が行われているが，私立の医療機関では独自に倫理審査委員会を設置しているところは少ない．このような現状に対し，最近では各地区の医師会が倫理審査委員会を設置する動きも出てきている．臨床研究を行ううえでは，研究の意義や科学的合理性，研究対象者の利益や負担，十分なインフォームド・コンセント，社会的に弱い立場にある人への配慮，個人情報の保護など配慮すべき点が数多く存在しているために，倫理面での審査は必須になってきている．

> **注2　ヘルシンキ宣言[21]**
> 　第2次世界大戦時のナチスによる非人道的人体実験への反省から発表された1947年の「ニュルンベルグ綱領」，大戦後に結成された世界医師会が発表した1948年の「ジュネーブ宣言」，その後に医学研究の倫理原則として発表されたのが「ヘルシンキ宣言」である．その中で，患者の健康，権利，福利の尊重，患者の自由意思による研究への参加，インフォームド・コンセント，倫理委員会，科学的な根拠に基づく研究計画などについての倫理指針が示され，これは時代に合わせた修正が行われつつ，現在も尊守されている．

文献

1) 厚生労働省:チーム医療の推進について(チーム医療の推進に関する検討会報告書).(2010年3月19日)(http://www.mhlw.go.jp/shingi/2010/03/dl/s0319-9a.pdf)
2) 安西信雄:多職種チームアプローチ 公立精神病院における多職種チームアプローチの実際.臨床精神医学講座 S5巻 精神医療におけるチームアプローチ.p3-15,中山書店,東京,2000
3) Anthony WA:Recovery from mental illness:The guiding vision of the mental health service system in the 1990s. Psychiatry Rehabilitation Journal 16:11-23, 1993
4) 社団法人全日本病院協会 病院のあり方委員会編:病院のあり方に関する報告書2011年度版.(2011年6月)(http://www.ajha.or.jp/voice/pdf/arikata/2011_arikata.pdf)
5) 星越活彦,市川正浩:精神科における満足度調査.精神科看護 60:101-109, 1996
6) 公益社団法人日本医療機能評価機構:病院機能評価 機能種別版評価項目 精神科病院〈3rdG:Ver.1.1〉.(2014年9月30日)(http://jcqhc.or.jp/pdf/works/seishin_v1.1.pdf)
7) Morgan BB, Salas E, Glickman AS:An analysis of team evolution and maturation. J Gen Psychology 120:277-291, 1993
8) 上田 敏,大川弥生:協業としてのチームワーク―「境界領域における分業的作業」から「重複領域における協業」へ―.OTジャーナル 27:240-246, 1993
9) Reed J:Leadership in the mental health service;what role for doctors? Psychiatr Bull 19:67-72, 1995
10) U.S. Department of Health & Human Services:Team Strategies and Tool to Enhance Performance and Patient Safety (TeamSTEPPS). (http://teamstepps.ahrq.gov/)
11) 東京慈恵会医科大学附属病院医療安全管理部編:チームステップス[日本版]医療安全―チームで取り組むヒューマンエラー対策.メジカルビュー社,東京,2012
12) Gabbard GO:The therapeutic relationship in psychiatric hospital treatment. B. Menninger Clinic 56:4-19, 1992
13) 大塚耕太郎,大西秀樹,加藤大慈ほか:患者安全推進ジャーナル別冊 病院内の自殺対策のすすめ方(河西千秋,大塚耕太郎,加藤大慈ほか監修).財団法人日本医療機能評価機構認定病院患者安全推進協議会,2011
14) 厚生労働省中央労働災害防止協会労働者の自殺予防マニュアル作成検討委員会:職場における自殺の予防と対応.(改訂第1版第2刷 2007年12月12日)(http://www.mhlw.go.jp/bunya/roudoukijun/anzeneisei12/pdf/03.pdf)
15) 山本賢司,本津浩明,行山武志ほか:「病棟リエゾン」における臨時のリエゾン・カンファレンスについて.精神科治療学 14:75-80, 1999
16) Jonsen AR, Siegler M, Winslade WJ:Clinical Ethics ―Fifth Edition―.(赤林 朗,蔵田伸雄,児玉 聡監訳:臨床倫理学 臨床医学における倫理的決定のための実践的なアプローチ第5版.新興医学出版社,東京,2006)
17) Beauchamp TL, Childress JF:Principles of Biomedical Ethics, 5th ed, Oxford University Press, New York, 2001
18) Appelbaum PS:Clinical practice. Assessment of patients' competence to consent to treatment. N Engl J Med 357:1834-1840, 2007
19) Hester M(Ed):Ethics by Committee:A textbook on consultation, organization, and education for hospital ethics committee.(前田正一,児玉 聡監訳:病院倫理委員会と倫理コンサルテーション.勁草書房,東京,2009)
20) 厚生労働省:研究に関する指針について.(http://www.mhlw.go.jp/stf/seisakunitsuite/bunya/hokabunya/kenkyujigyou/i-kenkyu/)
21) 日本医師会:日本医師会訳 ヘルシンキ宣言 人を対象とする医学研究の倫理的原則.(http://dl.med.or.jp/dl-med/wma/helsinki2013j.pdf)

〈山本賢司〉

Chapter 2

各論

A
精神科病院における「力動的チーム医療」

近年，精神科医療の分野においては，Bio・Psycho・Socio・Ethic（生物・心理・社会・倫理）という4つの視点からの包括的な精神科医療が求められるようになってきた．中でも，生物学的精神医療は隆盛を極め，その流れに後押しされるかのごとく種々の心理社会的アプローチも行われるようになっている．

人権的配慮だけでなく，こうした精神科医療の進歩，さらには医療費の高騰による国家財政の緊迫といった現実的な要因も相まって，今や世界の精神科医療の流れは長期入院主義から短期入院・外来中心主義へと大きく舵がきられている．

わが国においても従来の収容主体の長期入院中心のいわゆる精神病院（以下，「精神病院」）を外来中心の短期入院治療，いわゆる精神科病院（以下，「精神科病院」）へと変えるべく，今日まで政府レベルでも関連法や診療報酬制度上の改定が行われてきた．

1988（昭和63）年には精神衛生法［1950（昭和25）年制定］に替わり精神保健法が，1995（平成7）年には精神保健福祉法が制定され，診療報酬制度上も短期入院重視へと度々改定が行われている．

こうした流れの中，切り札の1つとして登場した多職種による「チーム医療」も外来部門のデイケアを手始めに，入院部門でも急性期病棟，療養病棟，救急病棟で義務づけられるようになり，今やわが国において「チーム医療」は当たり前のようになっている．

しかしながら，わが国の病院精神科医療の実態はというと，平均在院日数の推移をみる限りほとんど変わっていない．一方，当院（定床150床）では1994年8月よりわが国ではまれな「治療共同体」モデルに基づく多職種による力動精神医学的チーム医療（以下，「力動的チーム医療」）による「精神病院」改革を始め，20年を経た現在，当初2156.0日あった平均在院日数が47.6日まで激減したのである．

この事実を踏まえ，なぜ今「力動的チーム医療」なのかについて述べ，現在多くの「精神病院」で行われている「チーム医療」，つまり従来の医師を頂点とした「身体医学」モデルに基づく階層秩序の下，記述精神医学による薬物療法主体の精神科医療に多職種が加わった「チーム医療」（以下，「伝統的チーム医療」）と比較する（図1）．

次いで，「力動的チーム医療」の効果を当院の診療実績から示し，その医療システム，ハード，ソフトについて述べ，その中で初めて活かされる各専門職種の役割について触れたい．

そして最後に，入院事例を通して「力動的チーム医療」の実際を，さらに発展形としての「街づくり」を紹介し，その理解と発展に努めたい．

A 精神科病院における「力動的チーム医療」

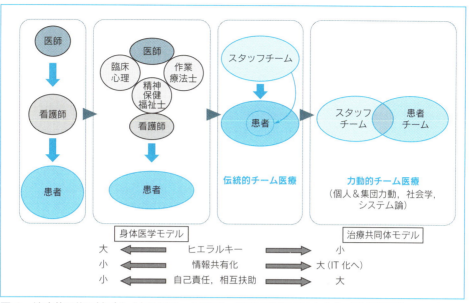

図1 治療共同体に基づく「力動的チーム医療」―「身体医学モデル」から「治療共同体モデル」へ―

1 「力動的チーム医療」の目的

1．なぜ「伝統的チーム医療」ではなく「力動的チーム医療」なのか

　精神疾患に罹った患者の迅速な診断，中でも精神病レベルの患者を診断する際の記述精神医学の有益性，さらにはそれに基づく薬物療法を中心とした生物学的治療法の有効性は万人の認めるところである．

　しかし，精神病レベルの慢性期患者，あるいは人格上の重篤な病理をもつ境界例レベルの患者の入院治療に関しては，多くの「精神病院」で行われている「伝統的チーム医療」では成果は上がらぬことは今や明らかなことであろう．

　それどころか，前者では患者のホスピタリズムを助長し，入院期間の長期化を招き，他方，後者では患者に破壊的な行動化を引き起こし，その結果，「スタッフチーム」は患者のもつ病理（分裂などの原始的防衛機制）に巻き込まれ，疲弊し，治療中断を余儀なくされ，患者の病理（見捨てられ不安）を強化することになってしまう．

　このような患者にこそ「力動的チーム医療」の見地から配慮された入院治療が必要となるのである．

2．「伝統的チーム医療」と「力動的チーム医療」―この似て非なるもの―

　さて，ここで両者を比較したい（**表1**）．「伝統的チーム医療」の学問的根幹をなす記述精神医学では患者を客体化し，いわゆる精神病を健康人とは不連続なもの，理解不能

表1 「伝統的チーム医療」と「力動的チーム医療」—この似て非なるもの—

伝統的チーム医療	力動的チーム医療
記述精神医学	記述精神医学＋個人,集団力動,社会学,システム論
横断的診断,客観性重視	横断的診断,客観性重視＋縦断的診断,主観重視
身体医学モデル	治療共同体モデル
患者の責任能力は無	患者の責任能力は有
患者の援助能力は無	患者の援助能力は有
治療チームはスタッフチームのみ	多職種スタッフチームと患者チーム
医師を頂点,階層秩序,権威主義	より対等な関係,陽性関係重視
情報は主治医に集中	スタッフチームだけでなく患者とも共有
薬物療法中心⇒多剤,高用量化傾向	薬物療法＋各種精神療法⇒単剤,低用量
病的部分（主に現症と現病歴）	病的部分＋健康部分（生活歴,家族歴）＋治療者も
症状の改善	自我の成長
保護的管理（退行促進的）	治療的管理（成長促進的）
閉鎖的・収容所的・温室的	開放的・学校的
スタッフにとってわかりやすく,やりやすい	スタッフにとって難解で,準備,整備に時間がかかる

なもの,さらには責任能力も相互扶助能力もなきものとしてとらえ,その時々の横断的診断を重視する.

したがって,治療されるべきは患者のみとなり,治療法は他の身体医学同様,もっぱら生物学的手法に委ねられ,入院治療は管理中心で無構造で,保護・退行促進的なものとなる.そこに入院患者を不要（非治療的,非生産的）に退行させ,ホスピタリズムへと,あるいは自己破壊的な行動化へと導く温床がある.

一方,力動精神医学を主とする「力動的チーム医療」では精神病を健康人と連続性のあるもの,理解可能なもの,責任能力も相互扶助能力をも持ち合わせているものとしてとらえ,過去,現在,未来という時間軸,つまり縦断的診断を重視し,病気を患者と治療スタッフとの関係性の中で理解する.

したがって,患者の病理のみならず健全な部分にも焦点をあて,患者にも「患者チーム」の一員として極力責任ある言動を求め,互いに助け合うことを求める.そうすることで「伝統的チーム医療」におけるホスピタリズムや行動化の温床となる不要な退行を防ぐとともに,治療的,生産的退行に変えることで慢性の長期入院患者や境界例レベルの患者の入院治療をも可能とする.

つまり,「伝統的チーム医療」のように,変わるべき,治療されるべき対象を患者（病理）のみとせず,スタッフも病院も,さらには社会をもその対象として,その相互関係の中で影響し合うという理解の下,治療をしていくのである.このように,「チーム医療」といっても,両者は似て非なるものなのである.

A　精神科病院における「力動的チーム医療」

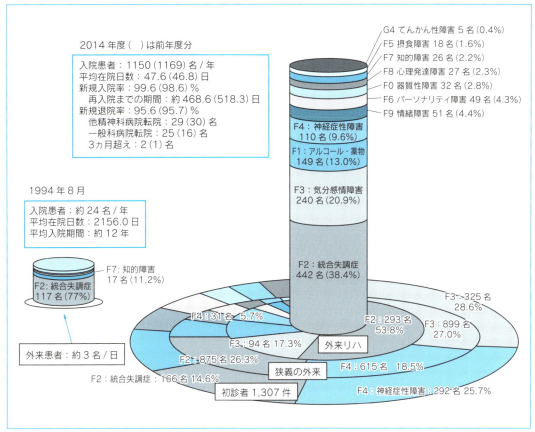

図2　当院の外来，入院の精神科医療概況について―長期入院（病院）から短期入院・外来中心主義（地域）へ―

2　「力動的チーム医療」による成果―改革前後の診療実績の比較―

改革前の1994年8月と20年後の2014年度の診療実績を比較検討することで，「力動的チーム医療」による成果を示す（図2）．

1. 外来医療の診療実績について

改革前の外来患者数はわずか1日に3件ほどでほぼ統合失調症であった．それが2014年度には，初診1,307件，再診105,733件（狭義の外来患者，デイケア患者などを含む）と，毎日，定床の2倍以上の342.2件の外来患者が通院し，疾患も多岐にわたるものになっている．

外来患者のICD-10疾患別分類では，初診および狭義の外来患者で多い順に気分障害はおのおの28.6％と27.0％，神経症性障害は25.7％と18.5％であったが，外来リハ患者（デイケア，デイナイトケア，ナイトケア，外来OTの統括部門）では，統合失調症が53.8％と半数以上を占め，次いで気分障害が17.3％，神経症性障害が5.7％となっていた．

2. 入院医療の診療実績について

　改革前の平均在院日数 2156.0 日が 2014 年度には 47.6 日に激減した．また新規入院率 99.6％，新規退院率 95.6％と，双方とも高い水準になっている．また，入院患者の疾患別割合では統合失調症は 38.4％と減り，感情障害は 20.9％で，他の「精神病院」で敬遠されがちな中毒性精神障害 13.0％，自傷行為などを伴う神経症性障害 9.6％，摂食障害 1.6％，パーソナリティ障害 4.3％となり，認知症に関しては 2.8％であった．また，全患者の平均入院期間は 48.6 日で，入院と退院時の平均 GAF 値は 26.2 から 56.0 となっていた．

3. 精神科救急の診療実績について

　常時対応型の当院では，年間電話対応件数は 17,256 件（1 日約 47.3 件）で，三次救急は 93 件（緊急措置入院 23 件，措置入院 5 件，応急入院 65 件）で当該地域件数（158 件）の 74.7％を占めている．また二次救急は 203 件，一次救急は 50 件であった．つまり，当院の救急入院患者総件数は 296 件で，入院患者総件数（1,150 件）の 25.7％を占めていた．

3　「力動的チーム医療」におけるシステム論

　以上のごとき，急性期から慢性期，精神病から境界例，神経症レベル，児童から成人，老人と，あらゆる病勢期，病態，ライフサイクルの患者の短期入院，外来治療を可能にする「力動的チーム医療」について，中でも重要視するシステム論的視点から述べる．

1. システム論の重要性

　長く米国メニンガー・クリニックで活躍した高橋哲郎[5]は次のように述べている．「精神科病院も生きているシステムで，複層の下位システムをもつ生物原則に従う．細胞膜を介して環境との間で，物質，エネルギー，情報の交換を行い，適応，柔軟な平衡を保ちながら分化，成長する．病院における複層のシステム間のバウンダリーは細胞膜と同様の機能をもつ．また，上下システムを通してシステムのどこかである変化が起こると，同じ変化が全システムに起こる（同形原則）」

　さらに，「各システム（個人，職業別集団，スタッフ集団，治療集団，病棟，デイケア，病院など）の構造そして境界が明確で，互いに開放され，活発で，安定してこそ力動的効果は発揮される」と説いている．

　このシステム論に従えば，「精神病院」の抱える入院や外来，地域支援のあり方など，多くの問題点がみえてくる．たとえば，「精神病院」には社会システムとは異質のシステム，つまり全体主義，権威主義，極端な階層秩序，閉鎖主義などが存在している．いわば収容施設のような，地域社会システムから断絶した閉鎖システムである．そのよう

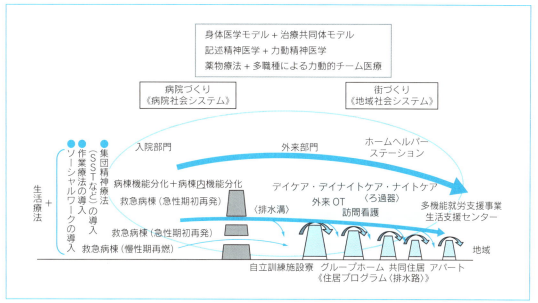

図3 開かれた「精神科病院」の姿―「力動的チーム医療」論の視点から―

な「精神病院」に長年入院していれば，たとえ退院したとしても，すぐに再燃し再入院するのは当然のように思われる．

さらに，多くの「精神病院」のように，上位システムにある経営者や院長，下位システムにあるスタッフとの間で，あるいは同位システムにある各職種間，各部署間，同職種間，同部署間で，入院患者の退院支援の見解に隔たりがあるようでは，退院は困難となる．

つまり，経営，管理のトップから１スタッフ，さらには薬物療法にいたるまで，すべてのシステムが退院というベクトルに向かっていてこそ入院患者の退院は可能になる．

2．システム論からみた開かれた「精神科病院」の姿

システム論的観点から「精神科病院」の姿をダムに例えたものが**図3**である．ここでは平均在院日数を示すダムのサイズは小さくなり，病棟は病勢期ごとに機能分化され（「病棟機能分化」），各病棟から直接入退院が可能である．

さらに各病棟は病勢期や状態や回復度だけでなく，スタッフのかかわり方やクリニカルパスともなる精神発達論的視点や，治療に適した集団サイズなど集団力動論的視点により，4つのゾーンに分けられている（「病棟内機能分化」，詳細は後述）．

院内同様に，院外の住居プログラム（宿泊型自立訓練施設やグループホームや共同住居）も精神発達論的理解に基づき病院を中心に配置され，生活支援センター，多機能型就労支援事業なども近隣に配置されている（**図4**）．

つまり，患者だけでなくスタッフも，さらには家族や地域住民の安全感や安心感（成

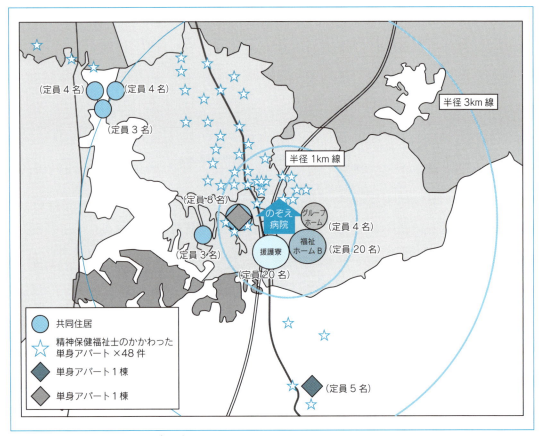

図4 当医療法人関連の住居プログラムアパート一覧

長度や成熟度）を配慮した形で配置されている．

以上を踏まえると，入院患者の主たる治療の場がどこにあるかも明確になる．救急や急性期の患者であれば主たる治療の場は病棟となり，よってそれだけに入院期間は短くせねばならない．

一方，慢性期の長期入院患者（現在，当院は皆無）であれば，帰るべき地域とのつながりを切らせぬためにも主たる治療の場は病棟だけでなく近隣や地域へと広げねばならない．

以上のごとく，病院が地域と一体となり連続性のある治療となってこそ，院外生活を促進するための地域生活支援システムは有機的に機能する．つまり，地域生活支援は退院してからではなく，入院したときから始まっている．

3．システムの統合機能

多くのシステムが有機的に絡み合い，効果を発揮してこそ，初めて長期入院患者の退院も，急性期患者の短期入院も，さらには地域生活支援もが可能になる．これらを可能にする統合機能こそが毎朝1時間かけて行う全体スタッフミーティングである（**表2**）．

A 精神科病院における「力動的チーム医療」 31

表2 朝の全体スタッフミーティングの統合機能

治療の統合	・現場の患者情報にスタッフの主観を添えて持ち寄る ・主治医が意味づけ，疑問，提案，指示，評価する ・主治医の迷いも語られる ・他医師やスタッフからの助言，評価を受ける
	不連続・外在化（断片）→連続・内在化（統合）
↕	
組織の統合	・リーダー，管理職，現場スタッフが毎日対面する ・組織の目指す方向（現在・過去・未来）を示す ・組織の決定のプロセスを共有する ・各現場の苦労／余裕度を知る（セクショナリズム解消） ・組織における各現場の位置づけ・役割・機能を知る ・組織の経済基盤，経済感覚，価値観を知る ・外（実習者，見学研修者）からの眼差しを意識する ・外（見学研修，学会・研究会）へ出向き，報告する
	集団の退行，拡散→退行防止，課題集団，凝集性

〔連理貴司：入院治療において集団を如何に活かすか─精神科医と病院集団（組織）と関わり─．集団精神療法 17：87-96, 2001[7]〕

　ここでは，上位（経営，管理部門），同位（関連社会復帰施設），下位システム（各部署，各治療集団，各職種集団）のスタッフ40～50名ほどが集い，法人内のイントラネットや電子カルテを駆使して情報を共有し医療だけでなく管理・経営上の問題をも討論し対応策などを即決していく．

　時には他国の精神科医療の有り様やわが国の精神科医療や福祉施策の動向についての報告や，他病院，他福祉施設との連携の有り様についても討論される．このように，退院入院に限らず，当院を取り巻くあらゆるシステムの情報の共有だけでなくスタッフ間の情緒の共有が行われてこそ，不連続で断片化された情報も連続したものとなり統合されていく．

　また，同時にスタッフ集団の退行，拡散も防止され，課題集団として凝集性を保つことができる．それによって退院支援も地域生活支援も可能になるし，継続して行うことができる．

治療ハードについて

1．治療ハードの基本的な考え方

　治療ハードの整備も，ヒトの精神発達と玩具や道具との関係を参考に考えている．つまり，乳児期前半で乳母車，後半で歩行器，幼児期で三輪車，学童期前半で自転車，大人となれば車がヒトの成長を促すように，病院や法人やスタッフとて同様である．病院においてのハード（玩具，道具）とは保護室，閉鎖病棟，開放病棟であり，デイケア，住居施設，生活・活動支援センターであり，多機能型就労支援事業などである．

　この文脈からすると，患者も病院も法人も，そこで働くスタッフも，自らの発達段階に適した時期にこうしたハードを供与されて初めて成長が促進されるのである．さもな

ければ，活かされぬどころか，自転車を与えられた幼児のように怪我するのが落ちでせっかくの道具が意味をなさない．何が必要で何が不要かだけでなく，時期や場所の配慮も重要となる．

こうした理解の下，当法人ではスタッフや患者のニーズに幾分先んじてハードを整備してきたし，場所も**図4**にみるように，病院を家に，長期入院患者を相対的依存期にある乳児期の赤ん坊に見立てることで，病院敷地内を地域社会への移行空間として重視し，そこに生活訓練施設（現，宿泊型自立訓練施設），福祉ホームB型（現，グループホーム）を設けた．それによりスタッフや患者の分離不安は減じられ，家族も隣人も安心し多くの退院が可能になった．

そしてさらに，訓練施設や福祉ホームB型を地域社会へのベースキャンプとすることで，すでに地域生活を営んでいる先輩患者の助けを借りながら，後輩患者も隣接地，近隣地（半径1km以内），地域社会（半径3km内外）の共同住居やアパートへと巣立ち，デイケアや訪問看護や生活支援センターの支援を受けながら，地域生活ができるようになった．

2．大病棟の抱える管理，治療上のリスク軽減のために ―「病棟機能分化」と「病棟内機能分化」―

当院（150床）は3病棟を急性期の初発，再発患者のために40床と54床，慢性期の再燃患者のために56床と「病棟機能分化」している．病棟における患者の質の均一性を高めることは重要であるが十分ではない．なぜなら，大病棟では管理，治療上，リスクが大きいからである．そこで考えたのが「病棟内機能分化」である．

集団力動論的，精神発達論的観点から，詰め所を中心に，疾患にかかわらず病勢期により4つのゾーンに分け小～中集団化することで，治療的統制がより容易となり，患者の質も均一化でき，それによりスタッフの対応もより均一化され，それがクリニカルパスともつながり，大病棟のもつデメリットを最小にした（**表3**）．

60床の大病棟を例にとれば（**図5**），まず自殺企図のような超急性期患者のための，詰め所に隣接した観察室（病床数に含まれない）2床（新生児期想定：ゆりかご的環境），次いで興奮・不穏状態の急性期患者のためのPICU（乳児期想定：家庭的環境）6床である．

次に回復前期患者のための閉鎖ゾーン（幼児期想定：幼稚園的環境）20床である．そして自らの意志で治療可能な回復後期患者のための開放ゾーン（児童思春期想定：学校的環境）34床とした．

各ゾーンはすべて詰め所に接してデイルーム（居間）があり，風呂もゾーンごとに，PICUでは完全介助（沐浴）風呂，閉鎖ゾーンでは半介助風呂，開放ゾーンでは男女別の個人風呂を，患者の回復（成長）段階に合わせて設けている．

また，作業療法室を閉鎖ゾーンに設けることで離院の心配をせずに作業療法導入が可能になり，各ゾーンで各患者の回復（成長）段階に合った作業療法の提供も請求も可能にしている．

A 精神科病院における「力動的チーム医療」

表3 病棟内機能分化と力動的チームアプローチの内容—明確になるスタッフの役割（クリニカルパス）—

病勢期	〈入院〉急性期（慢性期の再燃）			⇒	回復期〈退院〉	
発達レベル	新生児 ⇒	乳児 ⇒	幼児	⇒	学童期 ⇒	思春期
環境	ゆりかご ⇒	家族 ⇒	幼稚園	⇒	小学校 ⇒	中学・高校
集団のサイズ	個 ⇒	5〜6人 ⇒	20人程度	⇒	30人程度	
役割	母親的人物		⇒ 母・父		⇒ 教師・同胞	⇒同胞・教師・父・母
機能分化	観察室 ⇒	PICU	⇒ 閉鎖ゾーン	⇒	開放ゾーン	
スタッフ密度	1:1 ⇒	2:1	⇒ 5:1	⇒	10:1	
達成課題	良好な信頼（治療）関係		⇒自律性・自主性⇒		勤勉性・同一性	
責任レベル	拘束 ⇔ 隔離 ⇔ 病棟内 ⇔ 院内St同伴 ⇔ 患者同伴 ⇔ 院内単独 ⇔ 院外患者同伴 ⇔ 単独					
訪問看護，外泊			⇒ 家族同伴外泊，訪問看護		⇔ 単独外泊，訪問看護	
かかわりの内容	入院（妄想分裂態勢）		⇒		退院（抑うつ態勢）	
	スタッフとのかかわり（依存）薬物量 （身体を介した，個別的かかわり） 情緒的かかわり				仲間とのかかわり（責任，相互扶助） （言葉を介した，集団的かかわり） 知的かかわり　精神療法的かかわり	

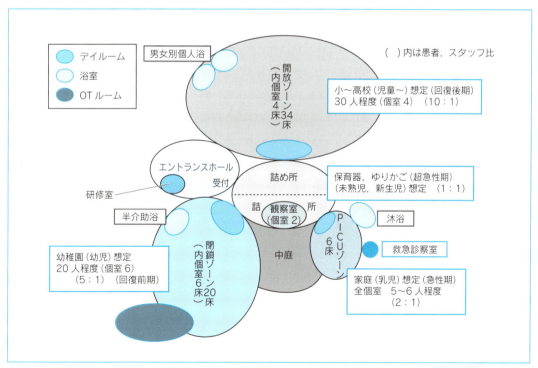

図5　大病棟の管理，治療上のリスクを減らすための工夫
　　—病勢期と集団力動，精神発達論を考慮した「病棟内機能分化」—

5 治療ソフトについて

　まず「力動的チーム医療」の展開にあたり，その要となる「治療共同体」について，その想定を述べる．

1．「治療共同体」の想定

　以下，メニンガークリニックを参考に作成した当院の「治療共同体」の想定を示す．
　①社会的な構造（コミュニティ）そのものが考えや感情や行動を修正する力をもつ．
　②社会的規範は行動を修正させる潜在的力である．
　③精神機能に障害をもつ患者であっても同時に多くの未知の能力をもっている．
　④スタッフ同様，患者も援助能力をもっている．
　⑤スタッフ同様，患者も責任ある行動を取り得る．
　⑥心を開いて他の人と交流し合うといった結びつきは，コミュニティを治療的なものにするには不可欠なものである．このことから当院では多くの会合を必要とする．
　⑦スタッフ間の障害された人間関係と患者の障害された行動には直接の因果関係がある．
　⑧スタッフの役割は患者が"成長"することを，つまりコミュニティにおける生活体験から多くのことを学び，成長するよう勇気づけ，それを許すことである．
　⑨各専門職間の情報交換は治療上きわめて重要である．患者の治療に関する重要な決定は，チームレベルでなされてこそ最良である．
　⑩チームは決定において民主体制をとっているわけではないが，患者も治療スタッフも誰もが自分たちの考えを出し合うよう鼓舞されるものである．
　⑪「治療共同体」とは治療形態であると同時に，1つの生活共同体である．多くの治療形態のように，その最終目標が治療的であるということである．また多くの生活共同体のように常に変化している．つまり，そこに住む人々の必要性や息遣いや価値観や振る舞いや生きる術を反映している．このように，「治療共同体」とは近づいても決してたどり着くことのない目標に向かう発達過程なのである．

　以上のごとく，「治療共同体」想定の中には「力動的チーム医療」のエッセンス，つまり「治療共同体」は当然のこととして，精神分析理論や社会学的研究や集団力動論やシステム論的見解が盛り込まれている．

　この想定にあるごとく，真の「力動的チーム医療」とは多職種からなる「スタッフチーム」同様，患者も「患者チーム」の一員として積極的に自らの役割を果たすことにより，質の高い言語を介した情緒的，養育的，教育的交流が双方に生まれ，「治療共同体」という治療文化を患者もスタッフも共有し体験することで成長していくのである．

　こうした方法は職種を問わず，患者自身はむろん，家族も地域の住民も参加可能である．さらには急性期患者が集う病院だけでなく，むしろ慢性期患者が多く集う社会復帰施設においてより効果が期待できる．

　そのことは「治療共同体」想定下に運営する当法人の宿泊型自立訓練施設（旧，生活

訓練施設）やグループホーム（旧，福祉ホームB型）において，おのおの年間40～50名の患者が地域の共同住居やアパートに巣立っているという事実からも知ることができる．わが国では「伝統的チーム医療」の社会復帰施設が多いことが，その後の地域生活の展開に結びつかぬ原因のように思われる．

2. 不要（非治療的，非生産的）な退行を防ぐための工夫 —治療の構造化—

　入院患者のホスピタリズムや破壊的行動化を防ぎ，治療へと導くため，「力動的チーム医療」では，「治療共同体」の想定に従い，定められた週間治療プログラムに沿って患者もスタッフも行動することが求められる（**表4, 5**）．以下，その治療プログラムについて，その要となる病棟各ゾーンや社会復帰施設，デイケアや外来などの「所属部署別週間治療プログラム」（縦糸）と「疾患・課題別治療プログラム」（横糸）について説明する（**図6**）．

a. 所属部署別週間治療プログラム（縦糸）

　患者もスタッフも所属する部署（各病棟の各ゾーン，社会復帰施設，デイケア，外来）の週間治療プログラムに沿って一定時間病院で過ごすことになる．たとえば入院患者は，入院している病棟のゾーンごとで定められた週間治療プログラムに沿って入院生活を送る．

　そのプログラムは，午前と午後の2時間枠で行われる「作業療法」（以下，OT）を中心に，「患者・スタッフミーティング」（以下，PS Mtg，詳細は後述），「コミュニティミーティング」（以下，Com Mtg），「卓上回診」（担当「スタッフチーム」と患者，時に家族や関係者との治療検討会），「回診」（月～土の毎朝），「入院精神療法」（主治医の週2回の診察），「家族面接」などから構成されている．

　中でも，前述のPS Mtg（レビューMtgを含め60分）は，患者そしてスタッフにとって「治療共同体」の原体験となる重要なミーティングである．入院生活を共にする同室者など10数名の「患者チーム」と多職種からなる担当「スタッフチーム」とで行い，週1回患者に回ってくる．

　このPS Mtgは自己紹介から始まり，おのおのの入院理由や治療上の課題の報告に続き，「責任レベル」（どれだけ自分の言動に責任をもてるかで決められる行動範囲と条件；発達過程を参考に拘束から隔離，病棟内，院内および院外であればスタッフ同伴，患者同伴，単独かの条件がつく）や「服薬管理レベル」（スタッフ管理か1日分か3，4日分か7日分かの自己管理）について遵守状況を報告する．

　次いで治療プログラムへの参加状況とともに治療の進み具合が順次報告され，意見が交わされる．そして最後に，先の「責任レベル」，「服薬管理レベル」を変更したいと思う患者からその理由とともに申請がなされ，その是非をめぐり討論をし，皆で採決し終了となる（最終判断はその内容を「レビューMtg」で吟味し，その結果を参考に主治

表4　PICUにおける週間治療プログラム―乳児期想定―

	月	火	水	木	金	土
8:00 9:00	院長・副院長・統括部長・診療部長・病棟医長・主治医回診					
9:30	朝の集い・PSミーティング					
9:30 11:30	沐浴 病棟OT 診察	沐浴 病棟OT 診察	沐浴 病棟OT 診察	沐浴 病棟OT 診察	沐浴 病棟OT 診察	沐浴 新入院患者Mtg
11:30 12:30	昼食	昼食	昼食	昼食	昼食	昼食
12:30 14:30	安静時間	安静時間	安静時間	安静時間	安静時間	安静時間
14:30 15:00 15:30	病棟OT おやつ	病棟OT おやつ 措置患者Mtg レビューMtg	病棟OT おやつ	病棟OT おやつ	病棟OT おやつ	おやつ
16:30 18:00	安静時間	安静時間	安静時間	安静時間	安静時間	安静時間
18:00	夕食	夕食	夕食	夕食	夕食	夕食
22:00	消灯					

表5　閉鎖・開放ゾーンの週間治療プログラム―幼児期想定・学童・思春期期想定―

	月	火	水	木	金	土
8:00 9:00	院長・副院長・統括部長・診療部長・病棟医長・主治医回診					
9:30	全体スタッフミーティング					
10:00 11:30	病棟・中央OT 個人面接 卓上回診	病棟・中央OT 個人面接 （アルコールG） レビューMtg	病棟・中央OT 個人面接 （うつ病G） レビューMtg	病棟・中央OT 個人面接 （アルコールG） レビューMtg	病棟・中央OT 個人面接 卓上回診	（新入院患者Mtg） レビューMtg
11:30 13:30	昼食	昼食	昼食	昼食	昼食	昼食
13:30 14:30	患者スタッフミーティング	患者スタッフミーティング	患者スタッフミーティング	患者スタッフミーティング	患者スタッフミーティング	
14:30 15:30	レビューMtg 病棟・中央OT （生活習慣改善G） （ゲームネット依存G）	レビューMtg 病棟・中央OT （社会復帰フォーラム） （アダルトチルドレンG） （措置患者Mtg） （ソーシャライジングC） レビューMtg	レビューMtg 病棟・中央OT （ウイメンズG） 第2・4週 コミュニティMtg レビューMtg	レビューMtg 病棟・中央OT （飲み物依存症G） （摂食障害G） （ギャンブルG） レビューMtg	レビューMtg 病棟・中央OT 第3週 院内スポーツ大会	
16:30 18:00				（薬物依存症者勉強会） レビューMtg 夕食		
18:00	夕食	夕食	夕食	夕食	夕食	夕食
22:00	消灯					

医が決定）．その後，参加スタッフだけで「レビューMtg」を行い，コンダクターを中心にミーティングの内容について振り返りを行い，後輩スタッフは先輩からの指導を受ける．

b. 疾患・課題別治療プログラム（横糸）

先の週間治療プログラムを治療の縦糸とすれば，これは横糸といわれるものである．患者の所属する部署を問わず参加可能な，同じ疾患，課題をもつ入院，外来患者のため

A 精神科病院における「力動的チーム医療」

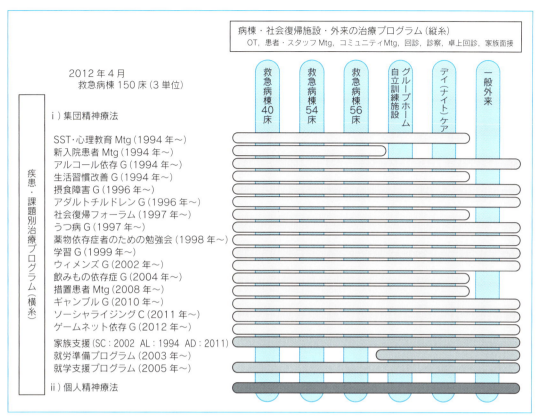

図6 当院の治療プログラムを構成する縦糸と横糸

の治療グループである．このプログラムは集団精神療法と個人精神療法からなっている（図6）．

1）集団精神療法の数々について

まずは，集団精神療法を構成するグループ（以下，G）やミーティング（以下，Mtg）やクラブ（以下，C）について説明する．それらを成立順に挙げれば，1994年に「SST・心理教育Mtg」，「新入院患者Mtg」，「アルコール依存症G」，「生活習慣改善G」，1996年には「摂食障害G」，「アダルトチルドレン（以下，AC）G」，長期入院患者の退院支援のための「社会復帰フォーラム」が誕生した．

さらに1997年には「うつ病G」，「薬物依存症G」，1999年には児童思春期患者のための「学習G」，2002年には近親姦を含む性被害の女性のための「ウイメンズG」，2003年には「就労準備プログラム」，2005年には「就学支援プログラム」，2006年には「飲みもの依存症G」，2008年には「措置患者Mtg」，2010年には「ギャンブルG」，2011年には犯罪歴などのある患者を対象とした「ソーシャライジングC」が，2012年には「ゲームネット依存G」が誕生し，すべて今も存続している．

いずれのグループもミーティングも，医療改革に伴い長期入院から短期入院へと移り行く中，その時々の必要性により誕生したものである．つまり，当初は統合失調症長期

入院患者中心のものであったが，退院支援が成果を上げるにつれ，1996年の急性期病棟誕生により統合失調症以外の患者が増え，それにより多岐の疾患に対応したものが生まれ，2005年の救急病棟誕生により「措置患者 Mtg」や「ソーシャライジングC」が誕生した．

　これらのグループやミーティングは，入院したばかりの患者から退院間近の，あるいは退院して社会復帰施設あるいはアパートや自宅からデイケア通所中の，さらには仕事をしながら外来通院中の同じ疾患に病む，あるいは同じ課題をもつ患者が集まる均一性の高いグループである．

　そのため，入院患者は自分の回復した姿を先輩の外来患者に見出し，助言を受け，外来患者は入院患者にかつての自分の姿を重ね，共感し，助言することができる．したがって，患者もスタッフもここで多くのことを学び，ともに成長していくことができる．

2）個人精神療法について

　臨床心理士により行われる個人精神療法（遊戯療法，箱庭療法，支持的精神療法，認知行動療法など）は，前述の縦糸，横糸の集団精神療法からなるプログラムだけでは改善が見込めない患者のみが対象となる．適応と判断されれば，まず臨床心理士による面接と心理テストが行われ，その後の臨床心理 Mtg で適応か否かが判断される．

3）縦糸，横糸の組み合わせで作られる週間治療プログラム

　以上のごとく，入院患者もデイケア患者も狭義の外来患者も縦糸のプログラムを中心に，適応と判断されれば横糸のグループやミーティングが加えられ，週間治療プログラムが作られ，それに従って治療は進んでいくことになる．

当院の「力動的チーム医療」を支える多くのスタッフの役割と育成

1．各職種の役割

　「力動的チーム医療」では，各職種に求められる役割も「伝統的チーム医療」とは異なる．全職種のスタッフが「スタッフチーム」の一員として主体的におのおのの専門的知識や経験を活かしながら患者との一対一，あるいは集団レベル（縦糸や横糸）での治療を通して「患者チーム」に積極的にかかわることが求められるのである（**表6**）．

　以下，各職種の役割の概略を述べる［（　）内は2015年4月1日の常勤者数］．メンバー構成と運営方法の詳細は 40〜42 頁の表参照．

1）主治医（常勤精神科医 19 名）の役割

　主治医の役割は，各種 Mtg に参加したり，各職種からの情報を得，適切な診断や治療の指針を明確にし，治療の進行状況を分析し，患者に適切な薬物を選択し，支持的精神療法を行うことである．

　しかし，それ以上に重要なことは多職種「スタッフチーム」の統括者としての役割である．そのためには個人だけでなく集団力動の理解や，各集団，部署間の管理調整能力にも長けていることが必要である．

表6 治療プログラム（縦糸，横糸）にかかわる職種

治療プログラム／職位職種	縦糸 PSMtg	COMtg	卓上回診	回診	小精神療法（診察）	家族面接	訓練施設Mtg	グループホームMtg	横糸 i）集団精神療法 SST・心理教育Mtg	新入院患者Mtg	アルコール依存Mtg	生活習慣改善Mtg	摂食障害Mtg	アダルトチルドレンG	社会復帰フォーラム	うつ病G	薬物依存勉強会	学習G	ウィメンズG	飲みもの依存症G	措置患者Mtg	ギャンブルG	ソーシャライジングC	ゲームネット依存G	家族支援プログラム	就労準備プログラム	就学支援プログラム	ii）個人精神療法
院長			◎	◎		◎									◎													
副院長	◎	○	◎	◎							◎							○	○		○							◎
統括部長				◎		◎	○	◎																	○	◎		
診療部長	○			○	○				◎																	◎		
医局長	○		○	○																◎								
主治医	○				○	◎			○	◎	○		○			○	○	○	○	○	○	○		○	○			
看護師																									○			
PSW	○																								○			
OTR	◎	◎	○								◎	◎		○		○		◎	○			◎						
CP	◎	○	○						○		○	○	◎	○		○	◎		○			◎			○			◎
薬剤師									○		○														○			
栄養士		○							○			◎																

◎は主コーディネーター

つまり，主治医は患者だけでなく，「スタッフチーム」に対しても containing（器となる）や holding（抱える）といった機能が求められるのである．

2）看護スタッフ（125名）の役割

受け持ち看護制の下，先述のゾーンごとに定められた患者の回復（発達）段階に沿った身体的および言語的かかわり，つまり入浴介助や生活支援から各種 Mtg への参加を通して患者の成長を支え，促すだけでなく，そこで知り得た患者の情報を他職種に提供し，治療に貢献する．

3）精神保健福祉士（35名）の役割

病棟配属制で，精神保健福祉にかかわる事務作業にとどまらず，生活に関する情報を収集，整理し，経済的な支援制度，福祉サービスの利用手続き，居住環境の調整を行う．また，各種 Mtg に参加し，他職種，他機関チームとともに治療に貢献する．

4）作業療法士（15名）の役割

ゾーン配属制で，患者の日常生活活動すべてにかかわることを特徴とし，午前午後の「ゾーン別OT」や全患者対象の「中央OT」では患者の回復段階に合った活動の場と時間を保証する．また，各種ミーティングに参加することで他職種とともに治療に貢献する．

運営

イベント	チーム全体	チームメンバーのタスク	
		精神科医	看護師
診断と治療方針の決定	・診断，治療方針に関係しそうな情報収集と情報の共有 ・適切な診断，治療方針の決定 ・入院治療計画書の作成	・多職種「スタッフチーム」の統括者としての役割（集団力動の理解，各集団，部署間の管理調整） ・精神医学的診察 ・精神医学的評価と診断 ・併存する身体疾患の評価と診断 ・治療方針の決定	・精神看護アセスメントとケアの方針決定
急性期治療	・精神医学的治療（急性期） ・精神保健福祉法の適切な運用 ・定期的なカンファレンス（医療者のみ，もしくは医療者と患者） ・回診 ・症例検討会（卓上回診）	・多職種「スタッフチーム」の統括者としての役割（集団力動の理解，各集団，部署間の管理調整） ・精神科薬物療法 ・[(修正)電気けいれん療法] ・精神療法（個人，集団） ・家族機能の評価と家族への心理的サポート，心理教育	・看護ケアで得た患者情報の他職種への提供 ・急性期の精神看護，身体看護 ・身体介助や生活支援 ・病棟内イベントやミーティングの企画，遂行
安定期，回復期治療	・精神医学的治療（安定期，回復期治療） ・精神保健福祉法の適切な運用 ・定期的なカンファレンス（医療者のみ，もしくは医療者と患者） ・回診 ・症例検討会（卓上回診）	・多職種「スタッフチーム」の統括者としての役割（集団力動の理解，各集団，部署間の管理調整） ・精神科薬物療法 ・精神療法（個人，集団） ・家族機能の評価と家族への心理的サポート，心理教育	・ケアで得た患者情報の他職種への提供 ・安定期，回復期の精神看護，身体看護 ・身体介助や生活支援 ・（他院身体科受診や施設訪問への随行） ・病棟内イベントやミーティングの企画，遂行
退院，転院	・外来通院，もしくは転院のマネジメント ・退院後に利用する施設（デイケア，ナイトケア，グループホーム）の選定 ・退院支援会議 ・退院療養計画書の作成	・多職種「スタッフチーム」の統括者としての役割（集団力動の理解，各集団，部署間の管理調整） ・自施設通院の場合：再診予約 ・他施設通院もしくは転院の場合：情報提供のための紹介状の作成 ・退院後に利用する施設（デイケア，ナイトケア，グループホーム）などとのミーティング	・（退院前訪問看護，もしくは多職種訪問） ・看護サマリーの作成 ・訪問看護の適応判断と，必要な症例には訪問看護のマネジメント ・退院後に利用する施設（デイケア，ナイトケア，グループホーム）などとのミーティング

方　　　法

	チームメンバーのタスク				
	精神保健福祉士	臨床心理士	作業療法士	薬剤師	管理栄養士
	・本人の医療保険や社会的，経済的な問題についての確認 ・家族状況の把握			・処方薬と薬物相互作用の確認 ・服薬アドヒアランスの確認	・栄養状態，食物アレルギーなどに関する評価と情報収集
	・精神保健福祉法による入院手続きの援助 ・必要な社会資源についての評価 ・利用可能な社会資源の紹介 ・家族への心理的サポート，心理教育	・主治医からの心理検査，もしくは精神（心理）療法依頼の確認と情報収集 ・心理検査の施行と結果報告書の作成 ・精神（心理）療法（個人，集団） ・病棟内イベントやミーティングの企画，遂行 ・家族への心理的サポート，心理教育	・主治医からの作業療法実施依頼の確認と情報収集 ・作業療法の施行と実施報告書の作成 ・作業療法で得た患者情報の他職種への提供 ・病棟内イベントやミーティングの企画，遂行	・各種ミーティングへ参加して，薬剤情報を他職種へ提供 ・患者への薬剤情報提供 ・処方調査と結果のフィードバック	・栄養状態の経時的評価 ・患者の嗜好調査 ・主治医への食事内容，栄養に対する提案（補助栄養含む） ・必要な症例には栄養相談，栄養指導
	・精神保健福祉法による入院手続きの援助 ・経済的な問題の相談 ・利用可能な社会資源の紹介 ・家族への心理的サポート，心理教育	・主治医からの心理検査，もしくは精神（心理）療法依頼の確認と情報収集 ・心理検査の施行と結果報告書の作成 ・精神（心理）療法（個人，集団） ・病棟内イベントやミーティングの企画，遂行 ・家族への心理的サポート，心理教育	・主治医からの作業療法実施依頼の確認と情報収集 ・作業療法の施行と実施報告書の作成 ・作業療法で得た患者情報の他職種への提供 ・病棟内イベントやミーティングの企画，遂行	・各種ミーティングへ参加して，薬剤情報を他職種へ提供 ・患者への薬剤情報提供 ・処方調査と結果のフィードバック	・栄養状態の経時的評価 ・患者の嗜好調査 ・主治医への食事内容，栄養に対する提案（補助栄養含む） ・必要な症例には栄養相談，栄養指導
	・（退院前訪問看護，もしくは多職種訪問） ・経済的な問題の相談 ・地域の社会的支援へのつなぎ ・転院先の選定，依頼 ・退院後に利用する施設（デイケア，ナイトケア，グループホーム）などとのミーティング	・退院後の精神（心理）療法継続の判断（主治医との相談）	・（退院前訪問看護，もしくは多職種訪問） ・退院後の作業療法継続の判断（主治医との相談） ・退院後に利用する施設（デイケア，ナイトケア，グループホーム）などとのミーティング	・退院時処方の確認 ・患者，家族への薬剤情報提供	

メンバー構成

施設名	メンバー	役割
精神科病院	精神科医	・多職種「スタッフチーム」の統括者としての役割(集団力動の理解，各集団，部署間の管理調整) ・診断(精神医学的，身体医学的) ・治療(薬物療法，精神療法(個人，集団)，(修正)電気けいれん療法など) ・家族への心理的サポートと心理教育
	看護師	・精神看護 ・身体看護 ・身体介助と生活支援 ・病棟内イベントやミーティングの企画，遂行
	精神保健福祉士	・精神保健福祉法による入院に関する諸手続きの説明，援助 ・利用している社会資源の評価と利用可能な社会資源の紹介 ・経済的な問題に関する相談 ・家族への心理的サポートと心理教育 ・転院，各種施設利用の際のマネジメント ・多職種訪問
	臨床心理士	・心理検査 ・精神(心理)療法(個人，集団) ・家族への心理的サポートと心理教育 ・病棟内イベントやミーティングの企画，遂行
	作業療法士	・作業療法 ・病棟内イベントやミーティングの企画，遂行
	薬剤師	・処方内容(相互作用を含む)と服薬アドヒアランスの評価 ・薬剤情報提供 ・処方調査
	栄養士	・栄養評価 ・食物アレルギーに関する情報収集 ・嗜好調査 ・栄養相談，栄養指導

5) 臨床心理士(6名)の役割

主治医の依頼の下，患者自身の自己理解に役立つように各種心理検査を施行する．また，多くの各種ミーティングでコンダクターとして集団精神療法を行うだけでなく，個別対応が必要な患者に対しては，それぞれに適した技法を用いた個人心理療法を行う．

6) 薬剤師(2名)の役割

まず安全で適切な薬物療法の提供に努める．さらに各種ミーティングに参加し，他職種や患者に情報を提供し共有する．さらに毎日処方調査を行い(chlorpromazine：CPZ換算値など)，情報提供することで低用量化，単剤化を推進する．

7) 管理栄養士(2名)の役割

食事の提供や栄養指導はむろんのこと，各種ミーティングに出席し，食事について話し合ったり，患者の課題の改善に努める．

2. スタッフチームの育成

入院患者の退院支援，特に長期入院患者の退院支援を積極的に行っている「精神科病院」は少ないため，スタッフが研修する場も用意されていない．したがって，自前で育てていくしかないことになる．当院では，スタッフ教育も患者の治療プログラムと同様の形をとっている．

つまり，新入院患者に先輩患者が紹介され，先輩患者の指導の下に種々のミーティングへ参加し，他の患者やスタッフとの言語的，情緒的交流により回復，成長していくように，新人スタッフも先輩スタッフの指導の下，種々のミーティングに参加することで，教育され成長していく．

つまりは，「治療共同体」という治療文化をスタッフも体験し，共有することで，親も子の成長により成長し，子も親が喜ぶ姿をみて成長していくように，先輩スタッフもまた後輩が成長していくことで成長し，新人スタッフも先輩や患者が喜ぶ姿をみて成長していくのである．

7 「力動的チーム医療」と薬物療法―低用量，単剤化を目指して―

日々の処方薬の用量や単剤化率などの情報を薬剤師により電子カルテや病床上のタッチパネルに反映することで低用量化，単剤化に努めている．その結果，2014年度における統合失調症の抗精神病薬のCPZ換算値，単剤化率は入院でおのおの314.9 mg，100％，デポを含むとおのおの353.9 mg，92.6％であった．

一方，PCP（精神科薬学）研究会による2013年度調査では，おのおの779.7 mg，37.0％（デポを含む）であった．ということは，当院とのCPZ換算値の差，つまり425.8 mgが「力動的チーム医療」の力と考えてもよいであろう．

8 当院における「力動的チーム医療」の実際

> **症 例**
>
> 症例A：38歳，男性．統合失調症（F20.2）（倫理委員会で承諾を得ている）
>
> 症例Aは被害妄想に支配され，立ち寄ったホテルで数名の客を威嚇し，駆けつけた警備員に暴行を加え，警察官に保護され，精神保健福祉法第24条（現23条）通報にて救急システムを経てX年10月1日に当院に緊急措置入院となった．
>
> PICU保護室には警察官の付き添いで興奮することなく入室し，抵抗なく拘束され内服（リスペリドン6 mLの内用液とビペリデン2 mg）の受け入れもよく，入院第一夜は何ら大きな問題もなく過ぎた．
>
> しかし，措置入院が決定した瞬間からスタッフを激しく威嚇，挑発し，処置も内服も拒否し，拘束を自らはずし，ベッドでバリケードを築き，スタッフの保護室入室を拒んだ．Aは身長も180 cm以上と大きく，他病棟からも男性スタッフを動員して何とか再拘束

し，ハロペリドールの筋肉注射や点滴を行うなどして鎮静を図った．

ところが，Aは薬に過度に敏感で，主治医に首の周りの激しい内出血の跡をみせては「薬の副作用のアカシジアのせいで首を絞めたくなるんだ．どうしてくれるか！」などと凄んだ．

当院では，毎朝8時から，院長以下3班に分かれ全病棟の患者を，前期・後期の研修医数名とともに回診している．その際もAは主治医だけでなく，すべての医師を妄想の対象とし，怒りを向けていた．

こうした情報は，回診後の9時からの先述の「朝の全体スタッフMtg」で早々に取り上げられた．Aの治療にかかわる主治医や担当スタッフらの苦労を共有し，処置や内服の内容，対応の方法などを話し合った．まずは前病院での詳細な治療情報が必要ということになった．

前病院でも大変苦労していたこと，ECTが効を奏したことがわかった．早速，入院後2日目からECT1クール5回を開始した．すると，Aは幾分穏やかになり，入院3日目で拘束を解除でき，入院8日目には初めてPICUのデイルームでのOTに参加することができた．

「OT場面でのAさんの対応は穏やかだった」というOTRの報告に治療可能性を見出し，早速に措置患者Mtgに参加させることになった．Aは妄想的な会話や独言はあるものの，先輩患者の話を聞き，「納得できぬ部分も多いが，反省すべき部分もある」と自ら語った．

そこで入院9日目に隔離解除としたが，2日後には再び興奮状態となり拘束とし，ECTを再開した．しかし，呼吸抑制が出現し，効果が出ぬまま中止となった．その報告に，朝の全体スタッフMtgは無力感に包まれた．

拘束解除を迫るAに，主治医は病棟医長と相談し，処置と内服の遵守を条件に，拘束を解除することにした．再拘束後4日目には薬物療法の効果も相まって，徐々に睡眠が改善し興奮は収まってきた．

入院21日目の朝の全体スタッフMtgの行動制限最小化委員会の中，PICUやOT場面での段階的改善の様子が報告され，隔離解除となり，この日を境に状態は改善していった．

Aは「こんな自分をよく信じて隔離解除してくれたね」などと他の患者に話していたという．閉鎖ゾーンへの移動の提案に，見学したAは意外にも「まだ不安なのでPICUで診てください」と答えたという．

この頃より，Aの朝の回診時の態度は穏やかになり，主治医の提案する閉鎖ゾーンへの移動にも「何回か練習したのでやっていけそう」と答え，入院後30日目で移動となった．

薬物療法は，興奮状態が落ち着いてきた入院21日目頃から，朝の回診や全体スタッフMtgでの先輩医師の助言により単剤化が進められた．気分変調には炭酸リチウム600 mgが加えられ，異常体験には筋肉注射を併用しつつ，内服薬はゾテピン300 mgからオランザピン10 mgへと単剤化が進み，入院127日目の退院時にはオランザピン5 mgに炭酸リチウム400 mgとビペリデン2 mgとなっていた．

その間，Aは時に不安定となるものの，入院37日目の心理教育Mtgでは，「幻聴がある人？」との問いに自ら手を挙げ，「主治医と関係ができない」と悩む後輩患者に「主治医との相性は物事を決めるうえで重要」と言う一方，「過剰に期待すると裏切られますよ」などと語ったという．

入院85日目には措置入院が解除され，任意入院となり，その後患者スタッフMtgで責任レベルを上げたいと申請し，主治医の承認も得て，病棟内から院内患者同伴に，やがて院内単独となり開放ゾーンに移動した後には院外内回り同伴から単独へと段階的に上がっていった．

　また，措置患者MtgでもOBとして後輩患者に自分の体験を通した助言ができていた．退院先について，朝の全体スタッフMtgで生活訓練施設（現，宿泊型自立訓練施設）の利用が助言され，担当PSWのケースワークの下に見学をしたが希望せず，2回の自宅への外泊後，入院127日目で退院となった．

9　「力動的チーム医療」のさらなる展開

1．「病院づくり」から「街づくり」へ

　振り返れば，理事長になり，はじめのほぼ15年間は「病院づくり」に没頭した期間であった．その結果，多くの慢性統合失調症長期入院患者が退院し，代わりに多岐にわたる急性期精神疾患患者の入院が増えてきた．

　気づくと，病院の近隣地域には若者からお年寄りまで400名近くの患者が暮らすまでになっていた．20年前は人影もまばらだった国道3号線沿いの野添バス停から当院までの700mほどの道程にも，多くの当院の患者をみかけるようになったのである．

　そうなってくると，当院の患者と地域の人とのトラブルが目立つようになってきた．こうした事態に備え，10年ほど前から地域生活支援センターやデイケアのスタッフがメンバーとともに自主的に地域との協同作業を目指した活動を行っていた．地域住民との交流会や障害者ボランティア育成講座の開催や，地域の祭りへの参加や，バス停から当院までの道路の定期的な清掃などである．

　これらの効果は少しずつ上がっていると思っていたが，近隣住民からの抗議の電話は止むことはなかった．その報告を聞くたびに，「これだけ努力しているのになぜ伝わらないのか」と，怒りに震えたものである．

　野添町内会会長から「町内会に入らないか」と地域生活支援センターに誘いがあったのは，今からほぼ3年前のまさにそんなときであった．「ようやく受け入れられたか！」と率直にうれしい思いと，「何を今さら？」との思いが複雑に交錯し，何とも不可思議な思いになった．

　「病院近隣の住民は皆，無理解者だ」との思いが大きなエネルギーとなって進んできた「病院改革」であったし，その結果，目覚ましい成果が上がり，当院の認知度も高まり，全国から多くの見学研修者が来るようになっていたのであるから複雑な心境も無理からぬことであった．

　しかし，よくよく考えてみれば，非難の主はいつも同じ数人の住民だった．長年にわたる当法人のアンチスティグマ活動は着実に地域に浸透していた．手を差し伸べようと機会を待っていた隣人がたくさんいたのであった．

町内会に勧誘されたことで初めて，地域のサイレント・マジョリティなる存在を認識できた．地域住民から「受け入れられる」という体験を通して地域住民を「受け入れる」ことが可能となり，自らの地域住民へのスティグマに気づいた瞬間でもあった．

この体験は，それまでの「病院づくり」一辺倒の私に「街づくり」という新たな発想の展開をもたらしてくれた．2011 年 6 月，町内会，老人会の協力を得，地域生活支援センター「のぞえの杜」を立ち上げ，地域住民が集える「スローカフェ」や，ボランティア・メンバーにより不自由な独居老人を支援する「お手伝い屋」や，障害者関係の方の作品を展示する「ギャラリー」や，隣人の作品の「自販コーナー」を設けたのである．

今や「力動的チーム医療」の対象を地域へと拡げ，「のぞえの杜」を中心とした新たな地域精神科医療を展開するまでになっている．

10 まとめ

先にも述べたが，わが国に多くみるような，従来の長期入院主体の「精神病院」にただ単に多職種を集めて「チーム医療」というようであれば，これまでのように，これからもわが国の病院精神医療は変わりようがないであろう．

当院が「力動的チーム医療」を導入し，為し得たように，経営体質を変え，管理体質を変え，組織を変え，スタッフの意識を変え，閉鎖的な「精神病院」を社会に開かれた「精神科病院」に変え得てこそ，初めて成果は生まれるものと思う．

参考文献

1) 岩崎徹也：精神分析的病院精神医学―第Ⅰ部（基礎的な発展）．精神分析研究 20：171-186, 1976
2) 岩崎徹也：精神分析的病院精神医学―第Ⅱ部（その後の発展）．精神分析研究 22：14-57, 1978
3) 堀川公平：地域生活促進のためのシステム作り．長期入院患者の退院，地域生活を可能にするシステムとは―当法人（小規模精神科病院）の 12 年間の実践と障害者自立支援法施行後の課題．日精協誌 26：32-39, 2000
4) 堀川公平, 堀川百合子：精神発達論, 集団力動論から見た「病棟内機能分化」の提唱―治療的にも経営的にも貢献できる病棟を目指して―．病院・地域精神医学 49：286-288, 2007
5) 髙橋哲郎：久留米大学医学部精神科第 20 回同門会夏季セミナーにおける「力動的入院治療」講演資料．2004
6) 舘　哲朗：治療共同体論―力動的入院治療の構成要素として―．精神分析研究 35：98-114, 1991
7) 連理貴司：入院治療において集団を如何に活かすか―精神科医と病院集団（組織）と関わり―．集団精神療法 17：87-96, 2001
8) 堀川公平：長期入院患者の退院と地域生活支援―「治療共同体」から「生活共同体」へ―．精神科臨床エキスパート―これからの退院支援地域移行．医学書院．東京，p45-58, 2012
9) 鈴木純一：治療共同体の日本的特性．精神医学 17：1380-1385, 1975

（堀川公平）

B
精神科病院・クリニックでのデイケア

1 チームの目的

デイケアをリカバリーへのプラットフォーム（駅）とする．

2 メンバー構成

48頁の表を参照．チームの一部について補足説明を下記に示す．なお，デイケアの利用者は「メンバー」と呼ばれ主体的に参加してもらうよう促している．

①デイケア担当医

デイケア担当医は保険診療上，必ず設置しなくてはならないチーム要因だが，実際にデイケアに専従していることはまれで，たいてい外来病棟，その他の業務と兼任でデイケア担当をしているのが現実である．日々の記録はすれど（これも運用上必須），デイケアには1日1回顔を出せばいいほうで，ほとんどデイケアに行ったことのない，"名ばかり担当医"となってしまうことも現状の体制だと決して珍しくはない．それでもチームの力を活かせば意味のあるデイケアにもなり得る．運営上のミーティングにはできるだけ参加するようにする．また，たとえ evidence based であっても，常時プログラムに参加しているわけでもないのに，他のスタッフの士気を削ぐ発言などで，運営を邪魔しないのがデイケア担当医のもっとも重要な役割である．その他のスタッフと違い，デイケアのプログラムに多くの時間をさけない分，少し引いた目線で活動を俯瞰できることから，見学対応や対外的な活動では存在価値を示したいところである．

②臨床心理士

デイケアの算定上，医師を含む3職種以上の多職種で構成する必要があるが，デイケア配属後は，職種による役割分担が厳密にあることは珍しく，医師以外の職種の業務内容はほぼ同じになることが多い．そのような現状の中でも職種ごとの得意分野を活かせることが望ましい．

③ピアスタッフ

ピアとは"仲間"の意味で，精神障害当事者が，病を得た経験を活かしてメンタルヘルススタッフとして活動するのをピアスタッフとよぶ．デイケア運営元の方針にもよるが，かつてメンバーとして通っていた当事者をスタッフとして治療チームに加える施設も散見される．雇用体系はほぼボランティアから障害者雇用，通常雇用までさまざまである．

メンバー構成

施設名	メンバー	役割
精神科デイケア	デイケア担当医	・他のスタッフの活動を活かす ・日々のデイケア記録 ・疾病教育プログラムほかプログラムをたまに実施 ・トラブル対応 ・見学，実習の学生対応のマネジメント
	デイケア看護師	・プログラムの実際の企画運営，特に疾病教育プログラム ・日々のデイケア記録 ・リスクマネジメント
	精神保健福祉士	・プログラムの企画運営，特に就労支援の運営 ・日々のデイケア記録 ・公的補助導入への助言
	作業療法士	・創作系のプログラムの企画運営 ・日々のデイケア記録 ・施設のハード面の管理，改善案を提出
	臨床心理士	・プログラムの企画運営（ストレス対処法など心理系のプログラム） ・日々のデイケア記録 ・メンバーへの個別対応
	ピアスタッフ	・プログラムの企画運営 ・日々のデイケア記録 ・ピアカウンセリング
	その他のゲストスタッフ	・プログラムの企画運営．知識や専門性を活かした企画を行う

④その他のゲストスタッフ

　陶芸や書道，音楽などの講師を外部から招いてプログラムを実施する施設もある．あるいは病院にデイケアを併設している場合だと，普段はデイケアにかかわらないスタッフが，講義のために臨時で講師を務めることも散見される（例：病棟薬剤師による「薬の話」，歯科医による「歯の健康」など，若手医師の疾病教育講義の登竜門としてデイケアはしばしば使われる）．

3 運営方法

　50頁の表を参照．補足説明を下記に示す．

1．利用開始

　①デイケア担当医

　新規メンバーの受け入れについては，チーム全体で検討し，デイケアに常駐している看護師，精神保健福祉士，作業療法士，臨床心理士の意見を尊重すべきだが，最終的に受け入れるかどうかはデイケア担当医が責任をもつ．デイケアの運営を少し引いた目線で俯瞰し，新しい患者の受け入れにより，スタッフの負担が大きくなっていないか，また新しい患者の「お断り」が多すぎないかなど考慮する必要がある．

②デイケア看護師，精神保健福祉士，作業療法士，臨床心理士など常勤スタッフ

紹介された当事者を受け入れ可能かどうかを，施設のキャパシティほかメンバーへの影響などを鑑みて検討する．たとえば，リワークのデイケアであるが，病状が重すぎ，まず薬物調整を優先させる段階ではないか，移動手段が車椅子の方を急な階段があるデイケアで受け入れるか，50代以上の男性メンバーが多く喫煙可能なデイケアに，20代の女性を受け入れるのはその利用者のためになるかなど考慮する必要がある．

2. オリエンテーション

①デイケア担当医

おそらく医師がオリエンテーションができる施設は少ないと考える．

②デイケア看護師，精神保健福祉士，作業療法士，臨床心理士など常勤スタッフ

短時間でわかりやすく初めてデイケアに来た新規メンバーへデイケアの概要，目的を説明する．また，オリエンテーションの段階で，デイケア内で行ってはいけないこと（例：飲酒，薬を内服していないのに来ている，メンバー間のお金の貸し借りなど），利用中止の要件（精神科外来の受診をしていない，デイケア内での粗暴行為など）を，はっきり確認しておく必要がある．親や生活保護担当者から強く勧められ，不本意ながらしぶしぶ来ている利用者も時々みられ，以降のプログラム利用で他メンバーを巻き込んで不適切な利用になることを防ぐためにも，最初の説明は重要である．若年の利用者の場合はオリエンテーションのときに保護者に同席していただくのが望ましい．

③ピアスタッフ

オリエンテーションは，ピア目線で有効にできるポジションでもある．適材適所だが，重要な役目なので，十分SST（social skills training）をしてから望むこと．

3. デイケア利用中のプログラム実践

①デイケア担当医

医師が毎回のプログラム運営にかかわることはまれと思われるが，疾病教育の講義など，職種の特性を活かしたプログラムを行うことができる．また，プログラム利用中に事故やトラブルが起こることもある．たとえば，スポーツプログラム中に若いメンバーが靱帯損傷をした疑いがある，男性メンバー同士が口論から殴り合いになった，メンバーの親が子の言う妄想発言を鵜呑みにして，特定のスタッフに猛烈に抗議をしてきたなどであるが，こういった場合の対応は医師が対処すると問題解決がスムーズなことが多い．

②デイケア看護師

おそらくはデイケアに赴任する看護師は，デイケア以外の外来や病棟の診療の部門から異動してきたパターンが大半で，「病院中心」の通常の精神科医療とのギャップに当惑しつつ，日々メンバーとともに卓球や合唱，散歩などをすることになる．一見労務

運営

イベント	チーム全体	チームメンバーのタスク	
		デイケア担当医	デイケア看護師
利用開始	・主治医からの「デイケア処方箋」を受けてオリエンテーションにつなげる	・新規メンバーを受け入れるかどうか最終決定	・紹介された当事者を受
オリエンテーション	・利用がほぼ開始になる新メンバーにデイケアの概要と利用のルールを説明する	・デイケア運営全体を俯瞰してみる	・新規メンバーへデイケ ・デイケアでの禁止・注
デイケア利用中のプログラム実践	・継続性があり，メンバーの治療に役立つプログラムを実践する ・居場所を提供できる	・疾病教育の講義など職種の特性を活かしたプログラムを行う ・プログラム利用中の事故やトラブルへの対処	・薬物の副作用の対応，「注意サイン」の確認など看護の特性を活かしたプログラムの企画運営
卒業/利用停止	(すべてのスタッフ) ・メンバーが卒業した場合も，OGとしての参加が可能か検討する ・利用停止後，メンバーの問題行動が改善した場合，利用を再開できるような道筋を整える		
新規顧客開拓PR	(「その他のゲストスタッフ」以外のスタッフ全員) ・デイケアの概略がつかめるリーフレットを作成，デイケア処方箋を発行できる医療機関に ・処方箋が発行されたことのないクリニックや地域の保健師のもとへ直接訪問し，PR ・ホームページの内容を充実させる		
ケア会議	(「その他のゲストスタッフ」以外のスタッフ全員) ・できる限り参加し，メンバーの問題行動や，個性・特技など支援者間で共有すべき情報を		

内容が軽そうなため，夜勤ができない，あるいは産休，休職明けのリハビリ出勤的な意味合いから配属されたという看護師もしばしば見受けられる．たしかにデイケアの勤務は勤務時間は短くなる傾向はあるが，患者の就労や会社での人間関係，恋愛などの問題は，病棟や外来で身につけた医療モデルのみでは対応できず，精神科看護の専門性と，看護者としての人間性が問われる部署でもある．薬物の副作用の対応，「注意サイン」の確認など看護の特性を活かしてプログラムの企画運営もなされるべきである．

方　　　　法

チームメンバーのタスク					
常勤スタッフ				ピアスタッフ	その他のゲストスタッフ
精神保健福祉士	作業療法士	臨床心理士			
け入れ可能か検討					
アの概要，目的を説明 意事項，利用中止の要件の確認				・ピア目線で有効にできるポジションであり，十分SSTをしてから望む	
・地域とのコネクションをつくる ・公的支援の使い方の助言	・専門技術を活かしたプログラム運営 ・作業，芸術系のプログラムの企画運営に中心となってかかわる	・ストレスへの対処法，幻聴に対する認知行動療法などの講義 ・個別相談を希望するメンバーへの面談		・運営ミーティングでプログラムがメンバーに役立っているか当事者目線でチェックし意見する	・絵画・陶芸・スポーツなどのプログラムで専門講師が週1日程度勤務 ・デイケア担当以外の医師，薬剤師，地域のハローワーク職員，家族会の役員，保健師などが数ヵ月～1年に一度，治療と回復に関連するテーマで講演
置く					
提供する					

③精神保健福祉士

　デイケア看護師と同様，精神保健福祉士の専門性を活かせる部署であり，センスが問われるポジションになる．デイケアスタッフの中でもっともデイケアの外の地域への知識とコネクションをもった存在として期待される．デイケア利用にあたっては，自立支援医療の補助を受けるケースも多いため，公的支援の使い方を的確に助言する役割も担う．

④作業療法士

　作業，芸術系のプログラムの企画運営には中心となってかかわる職種．専門知識を活

かして，陶芸，手芸，畑仕事から，カラオケ，パソコンの使い方教室などのプログラムを盛り上げる役目をもつ．メンバーの回復のための作業療法という目的がぶれないように，単なるレクリエーションや，カルチャーセンター化しないように，他の疾病教育系プログラムと連携する必要がある．

⑤臨床心理士

特に心理検査の現場で経験を積んだ臨床心理士ならば，クライアントとの一対一の治療関係が基本になっているので，メンバーがそれぞれ多様な病態，問題をもって集っているデイケアで働くことに，デイケア看護師同様，思考の転換が必要になることもある．職種を活かしたプログラムとしては，ストレスへの対処法，幻聴に対する認知行動療法などの講義が期待される．また個別相談を希望するメンバーへの面談も期待される業務である．

⑥ピアスタッフ

わが国の現状ではまだ馴染みが薄く，就労のモデルが確立もしていないが，メンバーの「先行く人」として，回復のために担う役割は大きい．ピアスタッフの力量，個性は個人個人で大きく異なっており，健常者のスタッフと違い，時には数日〜数週間の休養も要する可能性があると念頭に入れてチームがフォローする必要はある（健常者メンバーとまったく変わらない力量を発揮するピアスタッフもいる）．障害をもっていること，病を経験したことを活かして，ピアSST，ミーティングなどに携わるのは，デイケアがリカバリーに向かうエンジンとなる．ピアスタッフとともに運営できるかどうかは，デイケアとしての力量も問われる試金石であるともいえる．運営ミーティングではプログラムがメンバーに役立っているかを，当事者目線でチェックし意見する役目も担うべきである．

⑦その他のゲストスタッフ

絵画や陶芸，スポーツなどのプログラムで，技術的や，マンパワー的に常勤スタッフのみでは遂行できないとき，外部から専門の講師が非常勤で週1日くらいのペースで勤務していることもある（デイケアを運営する病院側の理念，方針にもよる）．あるいは数ヵ月〜1年に一度くらいのペースで，デイケア担当以外の医師，薬剤師，地域のハローワーク職員，家族会の役員，保健師など，デイケアメンバーの治療と回復に関連のあるテーマで講演という形で，ゲストスタッフとして参加することもある．予算の都合もあるのだが，地域に風通しのよいデイケアは，今後メンバーが地域に巣立って行くならば，望ましい姿であるが，ゲストばかりが活躍して，常勤スタッフは事務作業と会議に追われるという本末転倒な状況にならないように配慮する必要がある．

4．卒業/利用停止

（すべてのスタッフ）

メンバーがデイケア利用を終えるときは2通りあり，1つは社会機能が修復されたため，就労や修学が可能になる，あるいは家庭内の役割で忙しくなり，通所できなくな

る「卒業」と，暴力や違法行為，金銭トラブルなどデイケアの規約に違反した場合の「利用停止」である．

「卒業」した場合は，新たな活動の合間を縫ってOGメンバーとして，後輩を助ける意味でも参加をすることが望ましい．

「利用停止」と決めた後も，他メンバーへ迷惑が及んでいたなら，その影響も考慮せねばならないが，問題行動が改まったのち，メンバーの意思があるなら，利用再開もできるような道筋を整えたいところである．

5. 新規顧客開拓PR

（「その他のゲストスタッフ」以外のスタッフ全員）

デイケア利用者数が伸び悩んだとき，あるいはマンネリ化した空気を打開するために，デイケアをまだ利用していないメンバーへのPR活動も可能である．

基本は，わかりやすくデイケアの概略がつかめるリーフレットを作成し，デイケア処方箋を発行できる医療機関に置くことであるが，デイケアを出て，今までに処方箋が発行されたことがないクリニックや，地域の保健師などのもとへ直接訪問し，PRすることもできる．たいていはデイケアを卒業して作業所にいくのだが，病状の対処ができておらず，作業についていけずデイケアからやり直したほうがよいメンバーに難渋しているケースもあり，作業所との連携も望まれる．

デイケアの空気に合ったメンバーが参集するには，口コミは重要だが，ホームページを充実させることも近年は必須である．ピアスタッフが中心となり，ホームページにデイケアのブログを載せる試みや，できたら写真，動画入りで普段のデイケアの様子を紹介できると，利用を迷っている当事者家族の助けとなる．

6. ケア会議

（「その他のゲストスタッフ」以外のスタッフ全員）

あるメンバーの治療について，他職種が集うケア会議には，デイケアスタッフとしてできる限り参加すべきである．他部署からうかがい知れないデイケアでの活動と，診察室や家庭内ではみえにくい問題行動や，逆に個性や特技などポジティブな面など，支援者間で共有すべき情報を提供することができる．

4 治療効果

1. 症状再発率の低下

デイケアの果たすべき役割として，各精神疾患の再発率低下効果が望まれる．通常の精神科外来の精神療法の枠だけではカバーしきれない幻聴，気分の変動，ストレスへ

の対処法などを実践的に学べる心理療法と，対処スキルを習得するためのSSTによる効果が期待できる．

2. 生活リズムの改善

　医療者側からは重視されない傾向があるが，メンバーからのデイケアに期待すること，実際に役に立ったという意見が多いのが，通所することで，朝出かけて，夜に休む感覚がつくという点である．症状は改善していても，どこかに通うという「体力」が疾病を経験すると落ちてしまっているため，徒歩ででも公共交通機関を使うなりして，体力を通所で戻していくことは，就職，修学に役立つ．

3. 自己肯定感の改善

　プログラムを通して日常生活と精神科外来診療のみではみえなかった，それぞれの特技や行動，性格のよい面について評価されたり，週5日通う，プログラムの企画に携わって自分の意見が形になるなどの経験を通して，メンバー個人の自己肯定感が修復される効果が期待できる．

4.「場」の力

　デイケアメンバー同士の交流は，トラブルの原因にもなり得るのだが，個人の回復への大きな原動力にもなり得る．

5 具体的な活動状況

> **症例**
> 　34歳女性（プライバシー保護のため，背景は改変）．20歳時大学在学中から幻聴症状があり，通学ができなくなり退学，以後アルバイトなどを試みるが，長続きしなかった．外に出ると町の人から悪口を言われているという恐怖感におそわれて，昼間は外出することができず，徐々に昼夜逆転の生活となり，ついに夜しか外出できなくなった．引きこもりがちで1年近く経ったとき，このままではよくないと自ら精神科病院を受診した結果，統合失調症と診断され，生活リズムを立て直すために，開放病棟に入院を希望し，初診の翌日から任意入院となった．
> 　入院後薬剤調整で，幻聴と睡眠の改善がみられた後，退院前に2回デイケアの体験利用を行う（入院作業療法で診療報酬算定）．就労が目標であったが，退院後，1人で就職活動をして，働き続けることに，まったく想像が及ばなかったため，デイケア自体にも不安はあったが，病棟主治医の勧めに応じて，退院後から週2日デイケアに通う方針で，処方箋が発行された．

デイケアには火曜日，金曜日に通うことになった．

　火曜日はスポーツの日で，金曜日は午前が手工芸，午後がミーティングの日だった．デイケアには通い始めて3週間くらい経ってから，「リハビリをしている」実感がもてるようになった．退院した時点で，症状はなくなっていたが，入院生活に慣れ，普通の社会の生活に，どこか現実感がもてていなかったのだが，週2回，老若男女さまざまな人と活動することで，「自分」についての実感が戻ってきた．薬は退院処方のままだったが，家族からは「明るくなった」と言われるようになった．

　デイケア利用開始3ヵ月目で，恒例のバス旅行があり，企画やしおり作りを担当した．同世代のメンバーと親しくなり，プログラム終了後の「放課後」の時間で，相談しながら作り上げた．

　デイケア利用を開始し，7ヵ月目，周囲を見渡すと友人になった30代のメンバーは作業所に移行したり，もともと務めていた企業に再就職するためデイケアを「卒業」する人もいたが，再入院になった人もいた．他メンバーの例を鑑みつつ，デイケア常駐スタッフの臨床心理士と一対一面談にて相談した結果，デイケア通所を併用しつつ居住区の障害者就労支援センターへの通所を開始し，障害者就労のための就職活動も開始した．

　デイケア利用開始9ヵ月目，就労を目指す自分のようなメンバーに向けたプログラムが少ないため，新プログラム案をデイケア全体ミーティングで提案し，実現した．

　デイケア利用開始12ヵ月目，障害者就労支援センターを介して，企業から求人に応募し，就職内定．週4日の勤務となったため，デイケアは卒業となった．

　デイケア利用開始から2年後，1年就労が継続され，週5日勤務となる．当初は仕事が休みの日は疲れ切っていたが，ようやく余暇活動も充実してくる．

　企画した新プログラムは，発起人がすべて卒業しても，継続されている．

　本人はピアスタッフとなるため精神保健福祉士の資格取得を検討中である．

6　全国デイケアプログラム例

　筆者が公益財団法人住吉病院（山梨県甲府市）のデイケアにおいての，今後のデイケアプログラムを考える時間で，スタッフが今までの勤務地や見学などで見聞きした，日本全国のデイケアのプログラム，試みについて，情報を出し合う機会があり，その際のリストを供覧する（**表1**）．

表1 全国デイケアプログラム例

軽めの運動	定番はラジオ体操，施設付近の散策，柔軟体操，レクリエーション的な運動にして，高齢者でも参加できるような試みもある（風船バレーなど）
本格的な運動	リカバリーのため手加減なしの競技をデイケアで行っている，あるいは積極的に勧めているデイケアもある．障害者フットサルには，全国リーグがあり，当地域のゲートボール大会に参加する試みもある
ダンスプログラム	楽しんで運動ができることと，スポーツと違い結果が点数化されにくいことがメリット．意外なメンバーがよい動きをみせ，よい面が発見されることもある
ヨガ	癒しとリラックス効果の高い運動．ヨガでリラックスできるメンバーは自宅でも実践することを勧める．アロマテラピープログラムと組み合わせることもできる．ヨガマットが備品であると災害時の寝床として利用できる利点もある
女子会，男子会	性別ごとに分けて活動するプログラム．プログラムの好みに性差があることから発案された．女子会では美術館を見学した後，洒落たカフェでお茶をする，化粧の仕方，恋愛，占いなどのプログラムがあり，男子会では，名店のラーメンを食べに行く，電化製品量販店に行くなどの試みがなされた
陶芸	窯やろくろ，材料費など設備が必要だが，土に触ることは，子供のときの体験の想起につながったり，瞑想のような効果があり人気のプログラム．あまり話さなくてもよい作業療法なので口下手なメンバーも参加可能
畑仕事	作物を育てて収穫するプログラム．敷地が必要だが，程よい運動効果や睡眠障害への対応にもなり，人気が高いプログラム．まったく興味がないスタッフ，メンバーでものめり込む人は多い．せん妄のリスクのある高齢者にも推奨される
園芸，ガーデニング	野菜ではなく，花を育てるプログラム．病院のデイケアの場合，院内すべての植物をデイケアの作品で飾る試みもあり，デイケア利用を考える人への潜在的なPRにもなる
きき烏龍茶，コーヒー	手軽に手に入る清涼飲料水を並べて，銘柄を当てるクイズ．たいてい誤回答が続出し笑いを誘うが，かきこんで食べる癖のあるメンバーに，味わって飲食する習慣をもってもらう目的もある
ミーティング系	「言いっ放し，ききっぱなし」の自助グループ形式のミーティングが運営上の手軽さ（実は奥が深いのだが）と，リカバリーへつなげる目的で選ばれることが多い．ピアスタッフがいる場合任せたいところである．ディスカッションになると，デイケア内の対人関係の力動が働いてしまうため，難しいことも多い
料理	生活スキルを身につけることもできる意義深いプログラム．包丁や火を扱うため，衝動性が高い，あるいは自傷行為のあるメンバーは遠慮してもらうなどの配慮は必要であるが，大勢で料理して食するということ自体は，もともと楽しいことであるので，興を削ぐリスクマネジメントには注意が必要である
精神科関連話題以外のレクチャー	糖尿病や生活習慣病，虫歯，歯周病予防，振り込め詐欺対策，災害時の備えなど全般的な健康問題や暮らしの話題についての講義．社会的に話題になっている出来事とリンクさせて企画すると効果的
年に一度のイベント系	年末のクリスマス会あるいは忘年会と銘打って企画されるパーティなど．おざなりのつまらない会にならないよう，ゲームなどで滑らないように工夫が必要．一芸披露やミニコンサートなどを組み合わせるとこの日を目標にプログラムの中で練習することもできる
SST	デイケアプログラムの定番ともいえるが，実際の内容はレクリエーションレベルのものから，メンバーの人生を変える契機になるパワーをもつものまでレベルの差があるのが現状．SSTが滑らないものにするコツは，メンバーの実際の生活，あるいは他のプログラムと結びつけることである．たとえば就職を目指すメンバーがいるなら面接の練習を取り上げたり，クリスマス会の挨拶係になったならその練習をするなど．SSTをしている時間以外にもSST的な，未来志向，リカバリー志向がみえてこそ，真のSSTといえる
アロマテラピー	予算がつくならエッセンシャルオイルを，つかないなら100円均一で売っているオイルを使い，ブレンドしたり，単一での香りを楽しみ，「私の好きな香り」を選ぶプログラム．普段意識しない嗅覚を使うことに意義があるプログラム
就労支援プログラム	就労を目標とするメンバーのみのクローズグループにすることが多い．スーツで来所してもらって採用面接の練習をしたり，ハローワークの職員を招いて講演会を開くなどの企画がなされる．リワークデイケアならば，ほとんどが就労支援プログラムとなるが，統合失調症慢性期の方への「居場所」機能もあるデイケアならば，就労支援が主体となる作業所へのつなぎ的な意味のプログラムとなるのが現実的である

書道	集中力を高めるプログラムでもある．静寂と墨のにおいで落ち着くというメンバーも多数
新聞の会	施設内のどこかで定期購読をしている新聞をとっておいてもらい，1～2週間分の新聞紙を確保し，グループ内で輪読し，めいめいが自分なりのテーマで記事を選んで，新聞記事を切り抜き再編集するプログラム．筆者の前職で行っていたプログラムで一見地味だが，新聞を熟読する機会が少ないせいか，意外に人気は高かった．低予算で済むのも魅力
コラージュ	デイケア内で定期購読している雑誌や，スタッフの個人宅にある雑誌を持ち寄り，見出しや写真を切り抜いて紙に貼る芸術療法の一種．筆者はコラージュでイベントのポスターやSSTの小道具を作ってもらっていた
運営ミーティング	［AA(Alcoholics Anonymous)のビジネスミーティングにあたる］デイケアの運営方針について全メンバー参加で話し合う場．全員参加と，特定のプログラムの企画について運営委員のみ参集する形式がある．当事者は組織運営の専門家ではないため，会議がまとまらなかったり，特定の声の大きなメンバーの意見のみが目立ってしまう事態にもしばしば陥るが，各メンバーの今後の社会参加のためにも，定期的に実現したい．メンバーによる問題行動を全員で振り返る場にもなる
疾病教育プログラム	デイケアスタッフ，特に精神科医から，精神疾患についての説明，対処法，薬物療法の意義について説明するプログラム．統合失調症，双極性障害など疾患別の説明や，ストレスへの対処法，注意サインの確認法，再発予防のための心得などがよくお題に選ばれるが，基本的には参加メンバーのリクエストから内容を検討する．メンバーとスタッフでよいと考える講義テーマはしばしば異なる．筆者は疾病の説明についてはマルバツクイズ形式でPowerPointファイルのスライドを作成し，どのスタッフでもプログラムをできるようにしていた
熟年クラブ	もっとも交流を必要としていて，かつもっともデイケアに参加しにくい年齢層は，中高年のメンバーである，という理念のもと企画されたプログラム．最初デイケア内で熟年の好みそうなプログラム（昔流行った遊びなど）を実施していたが，それだけでは熟年層の参加は頭打ちだったため，病院の車を使い，自宅に閉居する熟年メンバーの家の茶の間にメンバー数人が集う形で運営された
デイケア内手工業	デイケア内で工賃の発生する手工業をしている施設もある
当事者研究～浦河楽会	当事者自身の病の成り立ち，症状や問題行動発生のメカニズムを図示したり，プレゼンテーションスライドにまとめて，当事者，支援者で共有し，今後の支援と本人の生き方をいかにすべきか考察するプログラム．北海道浦河町ではその研究発表会を町の映画館で実施し，町民の苦労の発表の機会も得て，アンチスティグマの効果も得られた
サイコドラマ	般化，具体的な未来の課題に取り組むSSTでカバーできない，過去の辛い思い，二度と起こり得ない出来事へアプローチできる手法という点で注目される．実施するスタッフの技量が必要だが，SSTと車輪の両輪のように実施したいところである
パソコン・インターネット	興味のあるメンバーに基本的な使い方を教授するプログラム．パソコンを用意するという経費がかかるプログラムだが，ニーズは高い．インターネットは嗜癖性が高いものなので，講義の中で指導することも有用である
OGミーティング	デイケアを卒業したメンバーが卒業後の生活，仕事について講演し，質疑応答形式で共有するプログラム
音楽プログラム	音楽を使ったレクリエーション．だれでも参加できる難易度にする必要はあるが，大人のメンバーに対して児戯的なプログラムにならないように配慮は必要
合唱活動	音楽プログラムの発展型で，練習した曲を地域の老人ホーム，精神科病棟，あるいは地域の音楽の会で披露することもできる．患者の個人情報の観点やリスクマネジメントの観点から，公演には困難を伴うことが多いが，自尊心の向上につなげられることも多い
デイケア旅行	バスを借り切ったり，あるいは公共交通機関を利用して旅行に出かける．旅行の行程は施設によるが，日帰り～数泊の旅行や，国内の遠方，海外旅行に行くこともある．メンバー，スタッフともに心理的な負担は重いのが実際だが，無事実行できたのちの達成感は大きい．事前の準備になるべくメンバーが参加することでより意義深くなる

〔今村弥生〕

C
リワークプログラムにおけるチーム医療

1 チームの目的

復職のみでなく，再休職予防を支援する．

2 メンバー構成

精神科医，看護師・保健師など看護職，臨床心理士・心理士など心理職，精神保健福祉士，作業療法士，キャリアカウンセラー．

詳細は，59頁の表を参照．

3 運営方法

詳細は，60～61頁の表を参照．

「リワークプログラムのスタッフ」としての役割が各職種に共通して求められる．

それに加えて，各職種の専門性が求められるので，各プログラムや業務の内容によって，担当する職種を選択している．

4 治療効果

精神疾患による休職の後に復職した556名の復職後の就労継続状況を検討した研究では，リワークプログラム（以下，プログラム）を利用せずに復職した者は，図1に示すようにプログラム利用者と比較して就労継続の期間が有意に長く，再休職のリスクは1.89倍であった[1]．また同研究において，対象者の年齢や性別，診断名やこれまでの休職歴，業種や企業規模などについて，それぞれ同じような対象者同士を組み合わせて解析を行った結果，プログラム非利用者の再休職のリスクは，利用者の6.21倍であった[1]．

プログラムの歴史はまだ浅く国内外ともにその効果研究の報告は限られていたが，近年，徐々にプログラムの効果研究の成果が医学雑誌などでみられるようになり，その有効性が示されている[2～4]．

C リワークプログラムにおけるチーム医療

メンバー構成

施設名	メンバー	役割
精神科医療機関（リワーク施設）	精神科医	・診断（診断書の発行も含む） ・治療（薬物療法，精神療法） ・服薬指導 ・疾病教育 ・自己分析の指示，指導
	精神保健福祉士	・個々の参加者の評価 ・集団力動の把握・促進 ・気づきの促進を図るための参加者への介入 ・職場や支援機関（職業センターなど）との連携 ・各種社会資源の紹介
	心理職 （臨床心理士・心理士）	・個々の参加者の評価 ・集団力動の把握・促進 ・参加者の心理的サポート ・心理プログラムの開発，運営管理，実施 ・気づきの促進を図るための参加者への介入 ・心理検査の実施
	看護職（保健師・看護師）	・個々の参加者の評価 ・集団力動の把握・促進 ・気づきの促進を図るための参加者への介入 ・緊急時の対応，患者，家族への指示（誤薬，過剰な服薬） ・疾病教育（生活管理・服薬管理） ・心身の症状へのアプローチ，保健指導
	作業療法士	・個々の参加者の評価 ・集団力動の把握・促進 ・気づきの促進を図るための参加者への介入 ・認知機能や作業能力の評価 ・認知機能，注意機能，遂行機能に関する検査の実施

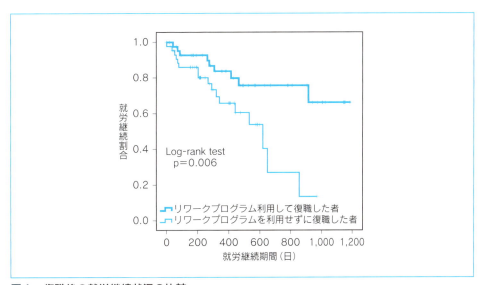

図1　復職後の就労継続状況の比較

［大木洋子，五十嵐良雄：リワークプログラム利用者の復職後の就労継続性に関する効果研究．産業精神保健 20：335-345，2012］

運営

イベント	チーム全体	チームメンバーのタスク	
		精神科医	看護職（保健師・看護師）
診断と治療方針の決定	・主治医の指示，依頼内容の確認 ・インテーク面接の実施 ・治療計画の立案	・外来診療（薬物療法，精神療法） ・治療計画の立案	・主治医の指示，依頼内容の確認 ・リハビリ計画の立案
薬物治療，リワークプログラムによるリハビリテーションの実践	・休職要因について振り返る ・再休職予防の対策を考え，シミュレーションする ・評価表の作成 ・ケースカンファレンスの実施 ・他職種との連携 ・薬物治療（精神科医）とリワークプログラム（コメディカル）との連携	・外来診療（薬物療法，精神療法） ・自己分析レポート，追加課題の指示・指導，疾病教育	・個々の参加者の評価 ・集団力動の把握・促進 ・参加者の心理的サポート ・気づきの促進を図るための参加者への介入 ・緊急時の対応，患者，家族への指示（誤薬，過剰な服薬） ・疾病教育（生活管理・服薬管理） ・身体症状へのアプローチ，保健指導
復職時の支援 [外来通院，リワーク・カレッジ®（週4～5日通所）最終段階でのプログラム]	・復職手続きに関して，患者自身がマネジメントできるよう支援 ・必要時，職場との連携 ・集団からの自立を支援	・外来診療（薬物療法，精神療法） ・状態評価 ・復職可能診断書の発行 ・会社から求められた復職に必要な書類の作成	・個々の参加者の評価 ・集団からの自立を支援 ・復職準備性の確認，指導
復職後の支援 （外来通院，土曜フォロー，復職者向け集団認知行動療法）	・復職後の定期的なフォローアップ	・外来診療（薬物療法，精神療法）	・個々の参加者の評価 ・集団力動の把握・促進 ・参加者の心理的サポート
再休職時の支援 [再休職者向けプログラム（アルファ）]	・再休職者に対する支援 ・再休職してしまった要因に関連した情報を収集する ・再休職した要因への対応策を立案する	・外来診療（薬物療法，精神療法） ・自己分析レポートの指示，指導 ・ロールプレイの指示，指導	・個々の参加者の評価 ・集団力動の把握・促進 ・参加者の心理的サポート ・気づきの促進を図るための参加者への介入 ・緊急時の対応，患者，家族への指示（誤薬，過剰な服薬） ・疾病教育（生活管理・服薬管理） ・身体症状へのアプローチ，保健指導
復職の支援 （外来通院，土曜フォロー，復職者向け集団認知行動療法）	・復職後の定期的なフォローアップ	・外来診療（薬物療法，精神療法）	・個々の参加者の評価 ・集団力動の把握・促進 ・参加者の心理的サポート

5 具体的な活動状況

1．最近の取り組み

a．当院で実施しているリワークプログラムの実際について

1）リワークプログラムの開始まで

当院のプログラムの全体像を**図2**に示す．ここでは，最近の当院のプログラムを多

方　　　法

	チームメンバーのタスク	
心理職（臨床心理士・心理士）	精神保健福祉士	作業療法士
・主治医の指示，依頼内容の確認 ・リハビリ計画の立案	・主治医の指示，依頼内容の確認 ・リハビリ計画の立案	・主治医の指示，依頼内容の確認 ・リハビリ計画の立案
・個々の参加者の評価 ・集団力動の把握・促進 ・心理プログラムの開発，運営管理，実施 ・参加者の心理的サポート ・気づきの促進を図るための参加者への介入 ・心理検査の実施	・個々の参加者の評価 ・集団力動の把握・促進 ・参加者の心理的サポート ・気づきの促進を図るための参加者への介入 ・職場や支援機関（職業センターなど）との連携 ・各種社会資源の紹介	・個々の参加者の評価 ・集団力動の把握・促進 ・参加者の心理的サポート ・気づきの促進を図るための参加者への介入 ・認知機能や作業能力の評価 ・認知機能，注意機能，遂行機能に関する検査の実施
・個々の参加者の評価 ・集団からの自立を支援 ・復職準備性の確認，指導	・個々の参加者の評価 ・集団からの自立を支援 ・復職準備性の確認，指導 ・職場や支援機関（職業センターなど）との連携 ・各種社会資源の紹介	・個々の参加者の評価 ・集団からの自立を支援 ・復職準備性の確認，指導
・個々の参加者の評価 ・集団力動の把握・促進 ・参加者の心理的サポート	・個々の参加者の評価 ・集団力動の把握・促進 ・参加者の心理的サポート ・職場や支援機関（職業センターなど）との連携 ・各種社会資源の紹介	・個々の参加者の評価 ・集団力動の把握・促進 ・参加者の心理的サポート
・個々の参加者の評価 ・集団力動の把握・促進 ・心理プログラムの開発，運営管理，実施 ・参加者の心理的サポート ・気づきの促進を図るための参加者への介入 ・心理検査の実施	・個々の参加者の評価 ・集団力動の把握・促進 ・参加者の心理的サポート ・気づきの促進を図るための参加者への介入 ・職場や支援機関（職業センターなど）との連携 ・各種社会資源の紹介	・個々の参加者の評価 ・集団力動の把握・促進 ・心理プログラムの開発，運営管理，実施 ・参加者の心理的サポート ・気づきの促進を図るための参加者への介入 ・心理検査の実施
・個々の参加者の評価 ・集団力動の把握・促進 ・参加者の心理的サポート	・個々の参加者の評価 ・集団力動の把握・促進 ・参加者の心理的サポート ・職場や支援機関（職業センターなど）との連携 ・各種社会資源の紹介	・個々の参加者の評価 ・集団力動の把握・促進 ・参加者の心理的サポート

　職種協働の視点から紹介したい．当院のプログラムを初めて利用する場合は，図2の左側の流れに沿って「当院受診」→「プレ・スクール」→「リワーク・スクール」→「リワーク・カレッジ®」→「土曜フォロー」の順に進んでいく．

　プログラムへの参加を希望する患者は，まず外来受診をする．前医がいれば主治医を変更してもらう．その理由は，プログラムを実施すると病状の変化や診断名の変更が生じ，薬物療法の変更を行わなければならないことがしばしばあり，スタッフと主治医との情報共有を密にする必要があるためである．診察は毎週1回行われ，必要に応

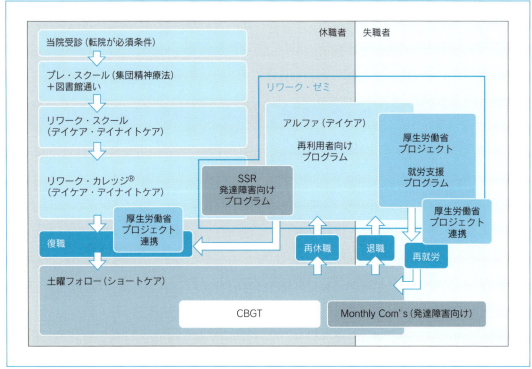

図2 当院におけるリワークプログラムの全体像

じて薬物療法の見直しを行い，規則正しい睡眠覚醒リズムの回復に努める．主治医の指示により，午前中は図書館通いをしながら，「プレ・スクール」（週1回1時間，集団精神療法）に参加する．「プレ・スクール」では，睡眠覚醒リズムの整え方，セルフモニタリングの方法，服薬管理，アルコールが治療に与える影響といった内容の講義，フリーディスカッション，精神科医と精神保健福祉士，保健師による生活記録の個別チェックが行われ，週2回から始まる「リワーク・スクール」に参加できるよう支援する．

2)「リワーク・スクール」の段階

生活リズムが整い，午前は図書館通い，午後は運動ができる程度に病状が回復すれば「リワーク・スクール」（以下，スクール）に進む．スクールは週2日〜週3日参加するプログラムである．スクールのプログラムを図3に示す．スクールの大きな目的は2つある．

目的の1つは，集団に慣れることである．休職してから1人あるいは家族の中での療養生活が続くが，会社での業務は複数の人たちの中での協働作業が求められる．集団の中での作業は他人のペースに合わせることであり，容易に疲労につながる．環境に慣れていく適応能力によって，集団に溶け込んでいくことは病状の回復度合いを示しているともいえ，この点をスタッフは重点的に観察する．プログラムの初期段階では，卓球やヨガなどの運動プログラムが組み込まれている．目的は集団に慣れることや他

C リワークプログラムにおけるチーム医療

レベル	月 【L2・L3】	火 【L1】	水 【L2・L3】	木 【L1】	金 【L2・L3】
AM	卓球	頭と体のストレッチ	オフィスワーク (自主課題)	卓球	オフィスワーク (自主課題)
PM	オフィスワーク (第1・3・5週) 生活習慣講座 (第2・4週)	ミーティング	セルフケア	オフィスワーク 利用ガイダンス	オフィスワーク (自主課題)
ナイトケア			スキルアップタイム 【L3のみ参加】		

- 自習 (8:30～9:00) は，AM のプログラムを実施する部屋で行います．
- 自主課題では，<u>自己分析やうつ病講座テキスト</u>を中心に自分に合った課題に取り組んでください．
- 共用パソコンや本をデイケアルーム外へ持ち出すことはご遠慮ください．
- 運動プログラム (卓球・頭と体のストレッチ) のある日は，動きやすい服装か着替えを持参してください．
- レベル 1 のときに，利用ガイダンスを最低 1 回は受けてください．

- L1 (週 2 日・4 週以上)：火曜デイケア 1 日＋木曜デイケア 1 日
- L2 (週 3 日)：月曜デイケア 1 日＋水曜デイケア 1 日＋金曜デイケア 1 日
- L3 (週 3 日)：月曜デイケア 1 日＋<u>水曜デイナイトケア 1 日</u>＋金曜デイケア 1 日

図3 リワーク・スクール プログラム例 [リワーク・スクール]

の利用者やスタッフとコミュニケーションを図ることである．卓球はダブルスで行い，対人コミュニケーションを必要とする役割行動や状況に応じた行動がとれるかどうか，さらには適切な感情表現ができているかなどを重点的に観察する．このように，運動プログラムでの観察力は，各職種に共通して求められる能力である．

スクールの目的の 2 つ目は，疾病の理解と休職理由への自己分析[5]である．自らの病気に関する知識は服薬の必要性の理解や，病状の再燃・再発時に役に立つ．疾病に関しては当院独自の"うつ病読本"を読んでもらい，精神科医が知っているレベルの気分障害に関する知識を得てもらう．しかし，再休職の予防は病気の知識だけではできない．自分が病気を発症したプロセスをよく理解している必要があり，これが自己分析である．自己分析を行うことによって初めて自分の中の課題について病気の発症と休職に関連性をもってとらえ，自己の課題や自分にとってストレスフルな状況を整理することができると，再発予防の手段も具体的にみえてくる．この自己分析が終わることは，次の段階である「リワーク・カレッジ®」への参加の必須条件となっている．自己分析を作成する際，時折，主治医からデイケアスタッフに対して自己分析の作成を支援するよう指示が出されることがある．そのような場合には，スタッフがそのメンバーが作成した自己分析レポートを読み，オフィスワークの時間などにスタッフが個別に自己分析レポートの作成を支援する．

参加日数が週 3 日に増えると，「セルフケア」や「生活習慣講座」のような教育プロ

グラムが入ってくる．「セルフケア」や「生活習慣講座」では，テーマを毎回変えた心理的アプローチなどによるプログラムが用意され，講義とグループディスカッション形式で行われ，症状の自己管理スキルを向上させる．「セルフケア」は，コミュニケーションや自己理解を促すような内容を扱い，ロールプレイなどを実施するため，心理職が担当する．「生活習慣講座」は，睡眠覚醒リズムの整え方や服薬管理の方法，疾病教育などをテーマとした講義，生活習慣改善プランの実践などの内容で，看護師や保健師が担当する．

3）「リワーク・カレッジ®」の段階

「リワーク・カレッジ®」（以下，カレッジ）は，週4日の参加で始まる．この段階での主要な目的は，スクールで得られた自己の課題に対する対処方法を確立することである．すなわち，集団での活動を通して自分がうまく対処できなかった場面でも，新たな行動へと変容した対処行動がとれることを会得する．

カレッジへと進んだメンバーは，必ず「企画部」「システム部」「事務部」のいずれかに所属する．カレッジ全体でのミッションである社内報の作成と，所属部のルーチンワークをこなしながら，図4に示す日々のプログラムに取り組む．各部には，ゼネラルマネージャー（GM），マネージャー，チーフという役職が設けられ上下関係が生じ，役職者には他メンバーのマネジメントも求められる．このように，実際の職場に近い環境の中で，自身の働き方について振り返る仕組みをWork Simulation Project（WSP）と名づけ，2012年2月より導入している．WSPの導入により，休職前と同じ働き方やコミュニケーションパターン，上下関係がある中での対人葛藤が再現される場面が多くみられ，各利用者の実践的な自己分析の機会となっている．スタッフは，人事部としての役割を果たし，毎月行われる人事異動を決定し，辞令交付を行い，各部が取り組む課題を決定する．WSPでは，主に，集団への働きかけという意味では産業保健分野の経験がある保健師が中心となって担当しているが，個々の患者への対応では職種を問わず，同じ「人事部」としての役割でスタッフ全員がかかわる仕組みとなっている．当院では企業での就業経験のあるスタッフが多いこともあり，職場を想定した場合，どのような工夫をしたらよいのかについてスタッフ間でディスカッションをしながら検討することも多く行われている．

日々のプログラムは図4に示すように「セルフケア」が2コマに増え，内容がより高度な心理プログラムになる．カレッジの「セルフケア」は，担当する心理職がさまざまなワークを取り入れた心理教育的なプログラムと看護師，保健師が担当するリフレクティングプロセスを用いてメンバーの復職・再休職予防に関する悩みを事例提供してもらい，グループで扱うという心理プログラムを行っている．

「メンバー主体プログラム」は，保健師，精神保健福祉士，心理職などの多職種がかかわる．再休職の予防をテーマとして設定し，5～6人の小グループで役割分担を行い，5週間の短期間でテーマに関する調査や分析を経て5週目には全体での発表を行う．自己分析で得られた自分の休職理由をいかに心理的な支援と集団での経験を通じて認識し，修正していくかを目的としている．

C リワークプログラムにおけるチーム医療

	月	火	水	木	金
AM	オフィスワーク （自主課題）	オフィスワーク （自主課題）	オフィスワーク （自主課題）	オフィスワーク （自主課題）	オフィスワーク （自主課題）
PM	オフィスワーク （自主課題）	セルフケア	オフィスワーク （自主課題）	メンバー主体 プログラム	セルフケア
ナイトケア	スキルアップタイム 【L5/L6】	スキルアップタイム PLUS 【L6のみ】	スキルアップタイム 【L4/L5/L6】	認知行動療法 【L5/L6】	／

・自習は，AMプログラムの部屋で行います．
・水曜日と木曜日の朝ミーティングでは3分間スピーチ（L6対象）があります．
・オフィスワークは参加人数によって部屋の変更があります．
詳しくは当日の朝お知らせします．

・L4（週4日）→デイケア週3日［月・火・木・金/診察曜日以外の3日］＋デイナイトケア週1日［水］
・L5（週5日）→デイケア週2日［火・金］＋デイナイトケア週3日［月・水・木］
・L6（週5日）→デイケア週1日［金］＋デイナイトケア4日［月・火・水・木］

図4　リワーク・カレッジ® プログラム例

　そして週5日になると，認知行動療法の初級コースが木曜のナイトケアで開始される．「認知行動療法」は，専門性を活かして心理職のみが担当している．終了は主治医によって決められ，スタッフによる評価が産業医に提供されて復職の判断の一助としてもらっている．

　カレッジでは利用者に対してスタッフが担当制になる．その際に，いろいろなトラブルを防ぐ意味で利用者1名に対して2名のスタッフが担当となる．担当スタッフは面談の時間を設けて復職への支援を行う．スタッフによる評価を行い，同時に本人の自己評価も行いスタッフ評価との乖離なども面談の際のテーマとなる．

4）復職後のプログラム

　カレッジのプログラムを終了し復職した利用者は，復職者向けプログラムである「土曜フォロー」に参加する．1週間にあった職場や家庭での悩みごとなどを参加者に相談し，相互にフォローする．もう1つのフォローアッププログラムとして，「集団認知行動療法（CBGT）」がある．復職後の具体的な悩みやトラブルを取り挙げる内容で構成され，カレッジ終了が参加の必須条件で，4回を1クールとして10名前後のクローズドグループで実施している．「集団認知行動療法（CBGT）」は心理療法を実施するプログラムであることから，臨床心理士や心理士が専門性を活かして担当する．

　「土曜フォロー」にはすべての常勤スタッフが交代で勤務し，復職後のメンバーにかかわることになる．「CBGT」の実施される週は心理職が3名勤務し，それ以外の週は心理職以外の精神保健福祉士，看護師，保健師などが勤務し，「土曜フォロー」におい

て以下のプログラムを実施している．3〜6ヵ月に1回程度，現役メンバーと土曜フォローに参加している復職後のメンバーとの交流会である「Mixer」，復職後の節目の時期（復職後3ヵ月，半年，1年）のメンバーに皆の前でスピーチをしてもらい，グループごとにそれに対して質問をして他者の経験から学ぶ「マイルストーン・スピーチ」，現役メンバーや家族から寄せられた質問（Q）について，ディスカッションを行い，答え（A）を考える「Q & A」という集団プログラムを担当している．

このようなフォローアッププログラムの目的は再休職予防であるが，スタッフにとっては順調に回復している利用者に出会える機会ともなる．

5）発達障害者向けプログラム

当院のプログラム利用者のうち，カレッジおよびリワーク・ゼミ（後述）への利用者のうちで発達障害の傾向が疑われる者が参加者の約3割にのぼり，主治医の指示により通常のプログラムも受けつつ，週1.5日はリワーク・ゼミで実施されている「SSR（Social Skill Renovation）」というプログラムに参加する．SSR対象者のプログラム構成を図5に示す．プログラムの内容は，障害受容と特性理解，自己理解（強みと弱み），職場での不適応理由の分析，具体的な解決策の検討と実践に重きを置いている．「SSR」は，2013年9月から開始されたプログラムで，病気の受容および特性理解，自己理解（強みと弱み），職場での不適応理由の分析，具体的な解決策の検討と実践を進めることを目的としている．「SSR」を受け，当院のリワークプログラムを終了した利用者は，月1回土曜日の午後に開催される「Monthly Com's（マンスリーコムズ）」という軽度発達障害の利用者で構成されるグループに参加する．「Monthly Com's」は発達障害の方のうち，現在就労中の方，就労していない成人の方を対象としたピアサポートグループである．病気の特性に関連した悩みや困りごとについてグループ内で共有し，その軽減を目指している．「SSR」および「Monthly Com's」は，特定の心理職が担当している．

「再利用者向けプログラム」（後述）に参加している利用者のうち，退職した利用者の一部に対して，2014・2015年度に厚生労働省のモデル事業の一環である再就労に特化したプログラムを実施した．このプログラムは，「厚生労働省プロジェクト就労支援プログラム」といい，心理職とキャリアコンサルタントが主担当となり，セルフケアとキャリアや求職活動に関する内容のプログラムを実施し，一部，保健師が生活習慣に関するプログラムを行った．また，「厚生労働省プロジェクト」では，「厚生労働省就労支援プログラム」だけでなく，「復職時，再就労時の連携支援」についても実施し，精神保健福祉士が担当した．連携支援は，退職者のみならず，リワーク・カレッジ®のメンバーで復職を目指している人も対象とし，主に発達障害者において復職時の職場との環境調整や，障害者雇用に向けた連携支援を行った（図2）．

6）再利用者向けプログラムの概要

スクール，カレッジを終了して復職したものの再休職にいたった利用者は，「リワーク・ゼミ」の「再利用者向けプログラム」に参加することとなる．「リワーク・ゼミ」とは，「再利用者向けプログラム」とすでに触れた「SSR」「就労支援プログラム」の総

	月	火	水	木	金
AM	オフィスワーク（自主課題）	グループワーク【SSR】	オフィスワーク（自主課題）	セルフワーク【SSR】	オフィスワーク（自主課題）
PM	オフィスワーク（自主課題）	セルフケア	オフィスワーク（自主課題）	文献購読/コミュニケーション【SSR】	セルフケア
ナイトケア	スキルアップタイム【L5/L6】	スキルアップタイムPLUS【L6のみ】	スキルアップタイム【L4/L5/L6】	認知行動療法【L5/L6】	

- 自習は，AMプログラムの部屋で行います．
- 水曜日と木曜日の朝ミーティングでは3分間スピーチ（L6対象）があります．
- オフィスワークは参加人数によって部屋の変更があります．
  詳しくは当日の朝お知らせします．

- L4（週4日）→ デイケア週3日［月・火・木・金／診察曜日以外の3日］＋ デイナイトケア週1日（水）
- L5（週5日）→ デイケア週2日［火・金］＋ デイナイトケア週3日［月・水・木］
- L6（週5日）→ デイケア週1日［金］＋ デイナイトケア4日［月・火・水・木］

図5 SSR対象者のリワーク・カレッジ® プログラム例

称である（図2）．

　再休職者のプログラムを独立させたのは，次の理由からである．第一にはすでに一度終了したプログラムを再度利用した場合，「再休職」=「失敗」を経験して，プログラムへ参加することになる．1回目のプログラム参加時に熱心に取り組んできた利用者であればあるほど，その落胆と自尊心の傷つきは大きく，このプログラムへ参加する初日の利用者からは，再休職したことについての落胆の言葉，スタッフに対する謝罪，「あれだけ準備して復職したのに，これ以上，何をすればよいのか見当もつかない」といった復職への強い不安が聞かれることが少なくない．第二には，1回目のプログラム利用時にはみえなかった休職理由がある場合がきわめて多く，疾病が重度な場合もあり，さらに家族や家庭内の課題など個人的要因が大きいなどのため個別的対応への必要度が高いことである．

　このプログラムの運営上の特徴としては，一度当院のリワークプログラムを受けた利用者であれば，退職した後も受け入れているという点である．退職者に関しては生活リズムを整えることを主眼とし，それが達成されれば就労移行支援事業所へ導入を図っていく．「再利用者向けプログラム」のプログラム例とレベル別参加日数を図6に示す．レベル制をとっているが，利用者の状態に合わせて，どのレベルから開始するのかについては，本人の希望をもとに主治医が決定する．1回目のプログラムと異なり，レベルアップの途中で，状態が悪化した場合は，レベルダウンすることもあり，フレキシブルなプログラム利用が可能となっている．

　初期の段階では，運動プログラムやオフィスワークなどにより新たな集団に慣れることや睡眠覚醒リズムの安定を図ること，認知機能（遂行力，注意力，記憶力）の維持向

	月	火	水	木	金
AM	オフィスワーク	オフィスワーク	卓球 自主レクリエーション	ディスカッション	オフィスワーク
PM	オフィスワーク	オフィスワーク / PAM 言語セッション	オフィスワーク	オフィスワーク	アクションチェック

Level 1　週2日　月　水
Level 2　週3日　火　水　金
Level 3　週4日　月　火　木　金
Level 4　週5日　月〜金

図6　再利用者向けプログラム　プログラム例

上を図ることから始め，レベルが進むにつれて再休職予防を目指した教育的なプログラムが増えていくような仕組みとなっている．

　プログラムに安定して参加することができるようになると，主治医から「自己分析レポートの作成」や「ロールプレイ課題」といった個人課題に取り組むよう指示される．これにより，再休職にいたった要因を再度分析し，新たな視点を加えることで，前回のプログラム参加時とは異なる視点から自分の問題を見直す．「ロールプレイ課題」では，再休職の要因となったと思われる複数の場面について，事実に基づいたシナリオを作成し，ロールプレイを実施するといった一連のプロセスに心理職が個別にかかわる．こういった個別的，かつ，実践的な内容が加えられており，1回目のプログラム参加時よりも，自己の問題や課題に直面化する仕組みとなっている．このプログラムの特徴としては，1回目のプログラム参加時に得た知識を単なる知識で終わらせず，自分の経験に照らし合わせて自己分析を行い，その中での危機的な場面のシナリオ化を行って，ロールプレイを行い，再休職予防に役立つ行動変容に結びつけることができるよう「体験」「行動」「実践」に重きを置いているという点である．

7）「再利用者向けプログラム」で実施する各プログラム

　「アクションプラン」は，認知行動療法に基づく対処スキルを身につけることを目的として心理職が担当している．セッションの第1回には構造化問題解決法の枠組みを理解し，実践を通して行動的側面からの対処スキルを高めるために，今回再休職にいたった要因を整理し，休職中に取り組むべき課題を明確にする．第2回では課題に対して具体的な解決策と実行プランを考え，継続して取り組むことの習慣化を目指す．一定期間ごとに実行状況を振り返り，取り組みに改善を重ねることで，効果的な解決を図る．第3回では認知再構成法の理論を理解し，実践を通して認知的側面からの対処スキルを高めるためにコラム法での実践を通して自身の認知のクセに気づくとともに，自分でバランスのとれた思考を考え，気分を安定させる．

　「PAM」とは，Performance（遂行機能），Attention（注意機能），Memory（記憶機能）

表1 ディスカッションのテーマの例

自分自身の振り返り
・コミュニケーションのパターンを知る ・仕事に対する考え方/価値観を知る ・自分のもっている資源を整理する ・自分のもっている感情表現を整理する ・モチベーションのパターンを知る
集団活動の中での自分
・自分は他者から何を求められているのかを考える ・他者と意見が異なる場合の葛藤をいかに処理するか ・さまざまな評価/評価基準の存在を知る ・集団内で異なる価値観が存在する場合にどう対処するか

の頭文字をとった略称で，これらの機能を維持し，向上させるため，パソコンのゲームソフトを使用して認知機能を活性化させて，その特徴に応じた練習を重ね対策を考えておくことにより，日常生活や職場での問題を解決することを目指す．このプログラムは，心理職がセッションを担当し，パソコン課題や認知機能検査は多職種がかかわっている．

「キャリア」のプログラムは，キャリアコンサルタントが担当している．仕事以外の生活領域も含む広義のキャリア概念を重視し，再休職しない「働き方」についての気づきを促す機会としている．利用者には，疾病症状も含めた自己理解を深めることを意識してもらう．個人ワークやグループディスカッションを通じて，これまでのキャリアを振り返り，過去の経験の整理，仕事の指向性，大切にしたい価値観，復職後に期待される役割や行動の整理，社会とのつながり，環境の変化，ワーク・ライフ・バランスなど，職業生活だけでなく生活全般を含めた幅広い視野から，キャリアを再構築する手掛かりにしてもらう．こうした自身のキャリアに関する自己理解を深めることで，疾病をもちながら長く働き続けるための対処法を考え，再休職しない「働き方」を具体化する．

「ディスカッション」は，心理職が担当している．個人ワークとグループワークの両作業を通じて，「自分自身の振り返り」および「集団活動の中での自分」の2つの視点から，自分の問題について新たな視点を発見する機会を提供している．テーマの例を**表1**に示す．

b．当院における多職種の協働体制について

1）スタッフ間の情報の共有

当院のリワークプログラムでは，「プレ・スクール」から復職後のプログラムである「土曜フォロー」のプログラムのすべての段階において，書面で利用者ひとりひとりの申し送り（Weeklyとよんでいる）を作成し，プログラムへの出席状況，観察や介入の内容について主治医へ申し送りを行っている．スタッフ間では，「Onedayファイル（日々のトピックスの記録）」と「個別ファイル（患者1人につき1ファイル）」を作成し，電子媒体で情報管理，情報共有を行っている．この2種のファイルは「Onedayファイル」

に入力された情報が自動処理で「個別ファイル」に反映される．それに加え，スタッフ間では日々の業務の中でトピックスのある利用者に関して，口頭による申し送りを日常的に実施している．

2) 多職種協働のポイント

　当院において，多職種がチームとして協働するうえで重要なことは，①「デイケアスタッフ」としての共通の役割があることを十分認識する，②各職種の専門性を発揮する場面では，他の職種の専門領域を理解し，互いの専門性を尊重し合う，③プログラムの担当や勤務シフトを決める際にも，各職種の専門性を考慮し，それぞれが「デイケアスタッフ」としても，「専門職」としても能力を発揮できる場を確保できるよう配慮するなどが挙げられる．

　①に関して，すべての職種において「デイケアスタッフ」としての役割を担うことが求められる．そのため，職種の専門性を問わず，共通した仕事や役割があることから「専門性を発揮できていないのではないか」と思い悩む可能性がある．そのため，それぞれのスタッフが「デイケアスタッフ」としての役割を担いつつも，プログラムで各職種の専門性を発揮できる場や役割を割り当てるよう工夫して役割分担や業務分担を行うことにより，自然と互いの専門領域を意識して互いを尊重し合うことができるようになる（**図7**）．

3) 協働場面でのスタッフ間のトラブルとその対策

　多職種で協働する際にトラブルとなりやすい場合として，専門性を発揮しようとするあまりに「デイケアスタッフ」としての役割を逸脱したり，他の職種の専門領域に必要以上に踏み込んだりすることが挙げられる．

　前者の例としては，カレッジに入ると個別面談の担当制をとっていることはすでに触れたが，面談の目的は「休職の要因を振り返り，再休職予防の対策を考え，どのようにプログラムを活用し，対処法を考え実践していくか」とされており，カウンセリングという位置づけではない．しかし，認知行動療法などの心理療法に長けている心理職は，実際に認知行動療法のプログラムも担当していることや，職種の特性上，メンバーから「カウンセリングをしてもらえる」と期待される場合がある．その期待に応えて，心理職の担当する利用者だけ「カウンセリング」といった位置づけでかかわりをもつと，メンバー内で「他の職種のスタッフではなく心理職のスタッフに個別面談を担当してほしい」「カウンセリングをしてほしい」という希望が多く出て，面談の趣旨から逸脱するだけでなく，メンバー内で「心理職＝カウンセリングの先生」，「それ以外の職種＝ただのスタッフ」といった優劣がついて，全体のバランスを崩すおそれがある．ここまでくると，職種間の関係も悪化し，多職種での協働に支障が出る可能性もある．

　後者の場合は，外出プログラムや運動プログラムで怪我をした利用者に対して，看護職がいるにもかかわらず，他の職種が対応しようとして適切な応急処置ができなくなるところだったという場合や，制度や連携に関する情報については精神保健福祉士がもっとも詳しいが，他の職種が抱え込み，医療機関として提供可能な情報を利用者が

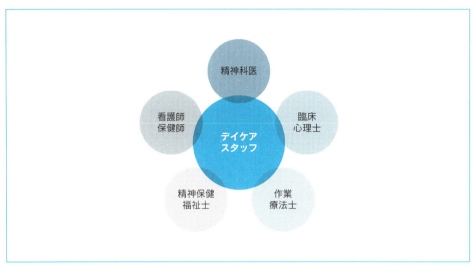

図7　当院における多職種協働のイメージ

得る機会を逃すといった場合などである．このような事態を防ぐために，各職種の専門性を正しく理解し，自分の対応できる範囲と他の職種に依頼するのが望ましい範囲をしっかりと見極めることが非常に重要である．

　当院の場合では，特に，「デイケアスタッフ」という共通の役割があるだけに，職種間の違いについてスタッフ各自が認識する機会が他の医療機関に比べて少ないのではないかと考えられる．そのためにも，当院では，各職種の専門性や業務で対応する範囲をあらかじめ設定し，全体で共通認識をもつようにしている．これは，互いの専門領域を尊重することに役立ち，職種間の関係を良好にし，リワークプログラムを受ける利用者によりよい支援を提供できることにもつながる．特に新入職員には「デイケアスタッフ」としての役割とともに，この点について強調して教育を行っている．

4）スタッフ個人の特性と職種

　多職種が協働する場合，職種ごとの特性を理解するとともに，医療機関以外での社会人経験を含めた勤務経験や協働体験の有無についても留意する必要がある．当院のスタッフにおける各職種の特徴を図8に示す．これは，普遍的なものではなく，あくまでも現在当院に勤務しているスタッフの特徴を示したものであるが，各職種の特徴を「オールマイティ型」「スペシャリスト型」「ゼネラリスト型」「スタンドプレイ型」の4つに分類し，各職種がそれぞれどこに位置するのか検討した．心理職は他の職種に比べると，集団認知行動療法や心理教育のプログラムを担当し，心理検査を実施するなどの専門性を発揮する業務が多い．しかし，心理職が自分のみの職場での業務経験しかない，あるいはカウンセリングや心理検査の経験が大部分であった心理職は，入職時に情報共有や申し送りの必要性に関する理解が不足している者が散見され，「スペシャリスト型～オールマイティ型」のエリアに配置される．精神保健福祉士は，医療連携の経験が豊富でさまざまな人との協働体験が豊富であり，連携の業務や制度の情報提

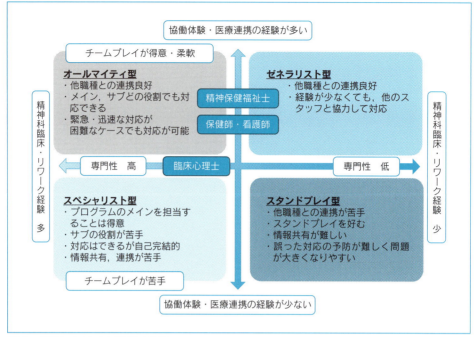

図8　当院における各職種の特徴

供などにおいて専門性を発揮する場面がある．しかし，専門性の部分は今までの勤務経験により異なる部分もあり，「ゼネラリスト型～オールマイティ型」のエリアに配置される．看護職は，専門性を発揮するプログラムを担当しつつ，病棟などでチームでの協働体験がある場合が多く，申し送りや情報共有の必要性について非常に厳しく教育される．しかし，勤務経験によって専門性や専門領域にばらつきがあるため「ゼネラリスト～オールマイティ型」のエリアで，外部の人との連携は担当していないため，精神保健福祉士より下に配置される．当院の場合は，高い専門性を維持しつつ，多職種での協働もしっかりとできる「オールマイティ型」のエリアに近づいていくのが理想と考えている．

2. チームでの協働が有効であった症例

a. 双極Ⅱ型障害

症例

　複数回休職を繰り返しているため，会社の産業医から当院のプログラムを受けることを勧められ当院受診．プレ・スクール（週1回，集団精神療法．医師による生活指導とグループでの交流）では，初回からグループメンバーと大きな声で活発に話をしている．生活記録は，びっしりと記載があり，矢印や括弧書きなどで補足説明も多い．スクール（週2～3日，デイケアプログラム）に進むと，自己分析の追加課題で，主治医から双極Ⅱ型障害の可能性を疑われ，「バイポーラ・ワークブック」を読み，レポートを作成するよう

指示された．しかし，本人としては，双極Ⅱ型障害であることを受け入れることができず，「自分は昔から元気なので，別に病気ではありません．もともとこうなんです」と言い張る．スクールからカレッジ（週4～5日，デイケア・デイナイトケアプログラム．疑似職場の環境となり，集団の人数も大幅に増加する）に進むことが決まった頃から熱心にさまざまなメンバーに声をかけてカレッジの情報収集をしている様子を複数のスタッフが観察していた．このため，スクールを主に担当しているスタッフ（主に看護師，精神保健福祉士が多い）からカレッジ（心理職，保健師，看護師，精神保健福祉士とさまざまな職種がかかわる）を担当するスタッフに対して，やや軽躁気味である旨の申し送りが行われた．カレッジに進んだ初日の自己紹介では，大声で長々と自身のことを話し，周囲の利用者が圧倒される．初日からさまざまな人に話しかけたり，担当スタッフに細かい質問をしてきたりする場面が見受けられる．睡眠時間が減少していても日中の眠気はまったくなく，非常に気分がよいと話す．その一方で，すぐに他の利用者やスタッフに苛立ち，口論になりかける場面が見受けられ，スタッフが介入する出来事があった．

本人の言い分に筋は通っているが，最近の状態から軽躁状態ではないかとスタッフから本人へ伝える．本人はなかなか受け入れられない様子であったが，スタッフから主治医に申し送りを行い，主治医はプログラム中のエピソードを知り，診察で気分安定薬を開始した．数週間後，状態が安定してきた頃，改めて主治医から，スタッフとともに自分の行動や過去に取り組んだ自己分析レポートを振り返るよう本人に指示があり，看護師が個別に本人と振り返りを行ったところ，本人は「あれは軽躁状態だったのかもしれない」と徐々に双極Ⅱ型障害の症状を受け入れることができるようになった．

b. 発達障害

症例

発達障害の疑いがあるのではないかと，会社の産業医や上司の勧めにより，当院の発達障害専門外来を受診．現在，休職中．復職にあたり当院のプログラムの利用を希望しており，複数回の休職を繰り返していることから産業医からもプログラムの利用を勧められていた．発達障害専門外来のインテーク面接時で実施した心理検査では，自閉症スペクトラム指数（AQ）＝36点（カットオフ33点），日本自閉症協会版広汎性発達障害評定尺度（PARS）幼児期ピーク10点，現在25点とASDの傾向があり，成人期のADHD自己記入式症状チェックリスト（ASRS-v1.1）にてADHDの傾向の存在も示唆された．本人の訴えとしては，他者とのコミュニケーションがうまくいかず意図せず相手を怒らせる，注意がそれて上司の指示を聞き逃す，不注意によるミスや忘れ物が非常に多い，上司の指示を言葉通りに受け取り言われたこと以外のことができない，などが挙げられた．

プレ・スクールでは，非常に緊張が高いが，発言は多かった．しかし，やや一方的に自分の話ばかりする傾向が観察された．日々の生活記録では，毎日ほぼ同じスケジュールで活動しており，友人など他者との交流は少ないことがうかがえた．スクールにおいても，一方的に話し続けるというコミュニケーションスタイルは変わらず，リワーク内のルールやさまざまな手順を覚えるのに非常に時間がかかった．また，ラジオ体操や卓球などの運動をする場面では，協調運動が困難で非常にぎこちない印象を受けた．そういった様子を

スタッフから主治医に申し送り，診察では主治医から本人に自己分析レポートの追加課題として「発達障害」に関係する書籍を読み，レポートを作成するよう指示された．本人は，産業医から指摘されていたこともあり，今までの自分の生きづらさに説明がついたように感じた，と感想を述べている．

カレッジに進む際，発達障害の傾向がある方に対するプログラムである「SSR（Social Skill Renovation）」に参加するよう主治医から指示があった．SSRの指示を受けたため，火曜午前と木曜日午前午後はSSRのプログラムに参加し，「コミュニケーション」「文献購読」「グループワーク」「セルフワーク」という4つのプログラムに参加した．プログラムでは，グループ利用者間でのコミュニケーション場面も多く観察できるため，ここでも一方的に話し続け，他者への配慮が足りないコミュニケーションスタイルを観察できた．「文献購読」のプログラムでは，発達障害に関する書籍を読み，他メンバーとディスカッションを行い，障害受容の程度や得手不得手について，どの程度，本人の中で整理ができているのかについて観察や本人との会話により推察することが可能である．この利用者では，障害受容が進んでいたため，文献を熱心に読み込み，自分に引きつけて考えようという姿勢がうかがえた．リワーク・カレッジの集団の中では，なかなか集団になじめないことや一日のスケジュールの変更などの変化に対応しきれず，苦労している様子であった．

SSR担当スタッフによる観察やカレッジ担当スタッフによる観察や介入に関する情報は，すでに触れたように「Onedayファイル」と「個別ファイル」というスタッフ間の申し送りフォーマットに保管される．カレッジでは，個別面談の担当が決められており，月1回の面談を実施している．面談担当は，面談をする前に必ず申し送りの「個別ファイル」を確認し，2週に1回本人が記載してスタッフに提出する「自己評価表」を読んで，面談に臨む．自己評価表や申し送りにも，「カレッジになじめず困っている」「スケジュールなどの変化に対応できず困っている」ことが記載されていた．個別面談では，それらについて本人の話をきき，得手不得手について整理をしつつ，プログラムの中でどのように対処していくかを話し合い，試行錯誤を繰り返していった．

復職が近づいて会社とのやり取りをする段階に入ると，産業医面談や上司，人事との面談が設定された．主治医は職場に対して，環境調整や指示の工夫を求める必要があると考え，精神保健福祉士に職場との連携を図るよう指示した．連携担当の精神保健福祉士は，今までの情報を個別ファイルやカルテ，個別面談担当スタッフ，SSR担当スタッフなどから収集したうえで，本人と面接を行い，今後の方向性について話し合いをもった．本人を介して会社側の承諾を得て，連携担当スタッフが産業医面談や上司との面談などに同席し，職場に環境調整や配慮事項などについて伝えるサポートを行った．適宜，連携担当は主治医やリワークプログラムの担当スタッフに情報提供を行い，リワークプログラムの担当スタッフはそれらの情報をもとに，復職が近づくにつれて増えていく不安感などについて観察するとともに介入を行った．その結果，本人からは得られなかった職場での勤務状況や職場での周囲との関係性が明らかになった．職場では，本人だけでなく周囲の人々も対応に困惑しており，どのように配慮したらよいのか知りたいとのことであり，業務内容の再検討が行われ，最終的には本人の得意な業務の多いグループに移ることになった．ま

た，連携担当の精神保健福祉士から職場の上司へ面談だけでなくメールや電話によるサポートも行い，対応する際のポイントについてアドバイスを行ったところ，現在では職場に適応し，勤務は継続できている．

6 まとめ

①この10年間で急速に全国に広がりをみせた新しいリハビリテーション技法である．
②診療報酬上では，デイケア等，通院作業療法，集団精神療法として実施されるが，どの枠組みで実施されるのかにより実施時間には非常に大きな差がある．
　〈例〉デイナイトケア：10時間/日で週6日可能
　　　 集団精神療法：1時間/日で週1回
③施設基準が決められているものもあれば，集団精神療法のように施設基準のない場合もある．
④必要スタッフの職種と人数にも大きな隔たりがある．これらの大きな幅の理由はおのおのの医療機関の置かれた地域性，病院か診療所か，スタッフがどのくらい確保できるかなどの現実に大きく依存している．

このように大きな幅をもったリワークプログラムであるが，ともかくも現在全国で200施設近くの医療機関で実施されている．そのうち約6割はデイケア，デイナイトケア，3割はショートケア，残りの1割が作業療法や集団精神療法であり，本書ではデイケア等を念頭に入れて記述した．

リワークプログラムは「抑うつ状態」となって休職し，復職を目指す利用者を対象とした集団療法であることには，規模の大小にかかわらず本質的な差はない．均一な集団を対象に，一定のプログラムを，一定の期間実施すれば，それなりのアウトカムが出てくる．手厚いプログラムを提供すれば，相応のアウトカムも得られる．

その際に重要なことは，スタッフ間の治療に関する共通認識に基づく協働作業と役割分担がチーム医療として確立されていることである．プログラムは主治医にとっては，再休職の予防を目的とした復職へ導く治療の場であるばかりでなく，事例にも示されているように診断の場でもあり，ここでも医師とスタッフとの協働作業と役割分担がみられる．スタッフにとっては，比較的短期間のうちに利用者が回復し復職していくという結果を目の当たりにできる場である．この日々の喜びはチーム医療の神髄といえ，リワークプログラムが精神科医とスタッフにとって魅力的な職場となることを願ってやまない．

文献

1) 大木洋子, 五十嵐良雄：リワークプログラム利用者の復職後の就労継続性に関する効果研究. 産業精神保健 20：335-345, 2012
2) 五十嵐良雄, 大木洋子：リワークプログラムの治療的要素およびその効果研究. 産業ストレス研究 19：207-216, 2012
3) 五十嵐良雄, 山内慶太, 大木洋子：リワークプログラム利用者の復職後2年間の予後調査. 平成25年度厚生労働科学研究費補助金（障害者対策総合研究事業　精神障害分野）うつ病患者に対する復職支援体制の確立. うつ病患者に対する社会復帰プログラムに関する研究. p57-70, 2014
4) 大木洋子, 五十嵐良雄, 山内慶太：メンタルクリニックにおけるリワークプログラムの治療構造とアウトカム. 精神医学 55：761-767, 2013
5) 五十嵐良雄：職場復帰から見た難治性うつ病とその治療上での工夫. 精神療法 36：627-632, 2010

〈飯島優子, 高橋　望, 榎屋貴子, 吉村　淳, 福島　南, 五十嵐良雄〉

D
総合病院での精神科リエゾンチーム

I チームの目的

身体の病気で入院している人,それを取り巻く家族・治療スタッフに対して,迅速で手厚い心のケアを行う.

1. 理想的な精神科リエゾンチームとはどういうものであるか

精神科リエゾンチームの理念について「精神科リエゾンチーム活動ガイドライン試案」[1]の中では「精神科医療と身体的医療との積極的連携を図り,一般病棟において入院中の患者やその家族の精神症状や心理的問題に対し,専門的技術をもって身体的・精神的・社会的な観点から鑑別性を大切にした治療・ケアを行うチームである.患者・家族のより良い精神衛生を達成すること,治療にかかわるスタッフの心身の健康をサポートし,勤務意欲の向上,燃え尽きの防止を目指すことを目標とする」とされている.つまり

- 精神科医療と身体的医療をつなぐ
- 専門性をもって,さまざまな観点からの鑑別を大切にした治療・ケアを行う
- 患者・家族のより良い精神衛生を達成する
- スタッフの心身の健康にかかわり,勤務意欲の向上や燃え尽きの防止を目指す

ことを,精神科リエゾンチームの目的・存在意義としている.

2. 診療報酬制度に基づく精神科リエゾンチームに求められる目的とは

理想的なチーム像がある一方で,現実的に「診療報酬制度で定められている加算算定の条件を満たす精神科リエゾンチーム」を行おうとするとき,チームの目指す目的をどのように定めればよいだろうか.

厚生労働省の通知文書[2]には,精神科リエゾンチーム加算の説明として,「精神科リエゾンチーム加算は,一般病棟におけるせん妄や抑うつといった精神科医療のニーズの高まりを踏まえ,一般病棟に入院する患者の精神状態を把握し,精神科専門医療が必要な者を早期に発見し,可能な限り早期に精神科専門医療を提供することにより,症状の緩和や早期退院を推進することを目的として,精神科医,専門性の高い看護師,薬剤師,作業療法士,精神保健福祉士,臨床心理技術者等多職種からなるチームが診療する

メンバー構成

施設名	メンバー	役割
総合病院	リエゾン精神科医	・精神科的診断の決定と依頼科担当医・病棟スタッフ・患者・家族への説明 ・精神症状に対する治療方針の最終的決定と薬物療法・精神療法の施行 ・チーム活動のマネジメント ・病棟スタッフのメンタルヘルスケア
	リエゾン精神看護専門看護師	・精神看護アセスメントとケアの方針の決定と病棟スタッフ・患者・家族への説明 ・支持的精神療法 ・チーム活動のマネジメント ・病棟看護スタッフへの教育・啓蒙 ・病棟看護スタッフのメンタルヘルスケア
	薬剤師	・薬剤に関する情報収集,複数科より処方されている薬物の相互作用チェック ・服薬指導による患者への説明 ・病棟スタッフへの薬剤の説明・情報提供・啓蒙活動
	精神保健福祉士	・家族関係・生活状況・経済的問題などの情報収集 ・必要な社会資源の提供と導入 ・転院調整 ・院内スタッフへの啓蒙活動
	作業療法士	・患者の身体機能に関する情報の提供 ・作業療法の実施による生活リズムの改善
	臨床心理士	・精神科受診を躊躇する患者へのアプローチ ・心理検査・知能検査 ・精神療法・プレイセラピーなどの施行 ・病棟スタッフのメンタルヘルスケア

表1 精神科リエゾンチームの目的

一般病棟におけるせん妄や抑うつといった精神科医療のニーズの高まりを踏まえ,一般病棟に入院する患者の精神状態を把握し,精神科専門医療が必要な者を早期に発見し,可能な限り早期に精神科専門医療を提供することにより,症状の緩和や早期退院を推進する

[厚生労働省:診療報酬の算定方法の一部改正に伴う実施上の留意事項について(通知). 平成24年3月5日保医発0305第1号より引用・抜粋]

ことを評価したものである」との記載があり,ここから抜粋した**表1**の部分を精神科リエゾンチームの目的とみなすことができる.ここでは「早期に発見し」「可能な限り早期に」「早期退院を」との記述にみられるように「早く」ということが繰り返し強調されている.「精神状態による影響のために身体治療の入院が長期化するのを防ぐ」ことが精神科リエゾンチーム活動の主要目的と考えられていることがわかる.

2 メンバー構成

本頁の表を参照.

加算取得のためには,少なくとも,①精神科医1名,②リエゾン精神看護専門看護師

1名，③薬剤師・精神保健福祉士・臨床心理技術者・作業療法士の中から1名，の計3名が必要である．

それぞれの資格・条件については82頁の施設基準の項を参照のこと．

3 運営方法

80頁の表を参照．

1．専門職種それぞれの役割

a．精神科医

リエゾンチーム加算算定取得のための必須メンバーである．

精神医学的診察を行うこと，最終的な評価と診断を下し患者・家族・治療スタッフに説明すること，治療方針を決定し薬物療法や精神療法を行うことなどがチーム活動における役割である．

精神科医とリエゾン精神看護専門看護師のどちらが中心となってチーム活動のコーディネートを行うかは施設によって分かれるだろう．精神科医が非常勤である，常勤精神科医が1名で時間的余裕がない，といった施設では，リエゾン精神看護専門看護師が中心となってチーム活動を行うことが望ましい．

b．リエゾン精神看護専門看護師（以下リエゾン看護師と略）

リエゾンチーム加算取得のための必須メンバーである．

精神看護アセスメントとケアの方針の決定，患者への直接の精神看護ケア，病棟看護師の患者対応に関する相談，病棟看護師の心理的ケア，精神看護教育と専門看護師資格取得のためのガイダンス・指導などがチーム活動における役割である．

リエゾン看護師は直接患者の精神的なケアも行うが，同じ看護職という立場から病棟看護師がもっとも相談しやすい相手である．患者家族への対応に関する相談も，リエゾン看護師が窓口となる．個々の患者や家族の相談とは別に，病棟看護師自身のメンタルヘルスサポートの入口でもある．

精神看護教育の立場としては病棟スタッフへの教育・啓蒙の中心となる存在で，さらなる専門看護師の育成を促す役割も期待される．

c．臨床心理技術者（臨床心理士）

支持的精神療法などを通じて行う心理的ケア，認知機能判定のための検査の施行などがチーム活動における役割である．患者への心理的ケアはリエゾン看護師も行うが，精神病理の重い患者に継続的・体系的な心理療法を行うのは臨床心理士が適任である．

現在明らかな精神症状はないが予後や治療方針（手術・化学療法・移植など）から今後精神的に不安定な状態になるおそれがある患者に対して，早期から心理的ケアを行

運営

イベント	チーム全体	チームメンバーのタスク	
		リエゾン精神科医	リエゾン精神看護専門看護師
診断と治療方針の決定	・主治医科からの依頼内容の確認 ・診断，治療方針に関係しそうな情報収集と情報の共有 ・精神科リエゾンチーム治療計画書の作成（開始時）	・精神医学的診察 ・精神医学的評価と診断・治療方針の決定	・精神看護アセスメントとケアの方針決定
治療，ケア，相談の実践	・精神科リエゾンチーム治療評価書の作成（毎回診後） ・精神科リエゾンチームカンファレンスの開催（毎週） ・必要に応じて病棟全体カンファレンスの開催提案と参加	・精神科薬物療法 ・精神療法 ・家族機能の評価と家族の心理的サポート ・上記について他の職種と協議	・患者への精神看護ケア ・病棟看護師の患者への対応に関する相談 ・病棟看護師の心理的ケア
退院，転院	・外来通院，転院のマネジメント	・自施設通院の場合：再診予約 ・他施設通院もしくは転院の場合：情報提供のための紹介状の作成 ・転院先施設の状況に応じた薬物療法の調整	・看護サマリーの作成
外来通院	・再入院治療予定患者に関する，病棟との情報共有	・精神科外来での継続加療	・外来看護師との情報共有
その他	・院内スタッフへの教育・啓発 ・病棟スタッフのメンタルヘルスケア	・リエゾンチーム主催の勉強会の開催（精神症状・薬物療法など） ・病棟スタッフのメンタルヘルスサポート	・リエゾンチーム主催の勉強会の開催（精神看護など） ・病棟スタッフのメンタルヘルスケア ・専門看護師資格取得のためのガイダンス・指導

うことにより精神状態の悪化を軽度で抑えられる場合がある．

　患者や家族の中には「精神科受診には抵抗があるが，話は聞いてもらいたい」という人もいる．臨床心理士はこのようなケースで初期介入を行いやすい立場にある．がんの終末期の患者の場合，薬物療法よりも支持的精神療法が有効であることも多い．

d. 薬剤師

　入院科主治医・各科併診医師などが個々に行っている薬物療法を全体的に俯瞰できる立場にある．併用禁忌薬や相互作用のチェック，服薬指導における患者教育，服薬に関する患者の理解度の確認などがチーム活動における役割である．

　病棟スタッフに対する薬剤の使用・保管上の指導や，院内採用薬の変更に関する情報提供などの業務も薬剤師が中心的役割を果たす．

　加算取得のための必須メンバーではないが，精神科リエゾンチーム活動で果たす役割は大きい．

方 法

チームメンバーのタスク			
精神保健福祉士	臨床心理士	作業療法士	薬剤師
・本人の医療保険や社会的,経時的な問題についての確認 ・家族状況の把握	・必要に応じて心理検査・知能検査の施行 ・診断的面接	・入院前の生活機能・精神機能の確認 ・現在の生活機能・精神機能の評価と治療方針の設定	・主治医科治療薬・持参薬など,現在患者が使用している薬剤の確認 ・薬剤による副作用の既往の確認 ・院内不採用薬の代替薬の検討
・経済的な問題の相談 ・利用可能な社会資源の紹介と手続き	・精神療法・プレイセラピーの実施 ・家族面接と家族への心理的ケア	・リハビリテーション・作業療法の実施	・薬物相互作用・併用禁忌薬の確認 ・身体治療薬の使用状況の推移に関する情報提供 ・服薬指導による患者の不安の軽減
・経済的な問題の相談 ・地域の社会的支援へのつなぎ ・転院先の選定・依頼	・検査所見・面接記録・サマリーの作成 ・精神療法の継続必要性に関する判断	・身体機能の評価と転院時サマリーの作成	・院内調剤と外来処方の調整
・経済的な問題の相談 ・地域の社会的支援へのつなぎ ・転院先の選定・依頼	・精神療法の継続	・作業療法の継続	・服薬指導の継続
・リエゾンチーム主催の勉強会の開催(社会資源や法的問題など)	・リエゾンチーム主催の勉強会の開催(心理療法・家族面接など) ・病棟スタッフのメンタルヘルスケア	・リエゾンチーム主催の勉強会の開催(身体機能・リハビリテーションに関して) ・精神科作業療法と身体的作業療法の連携	・リエゾンチーム主催の勉強会の開催(薬剤に関する内容) ・薬剤情報の提供(新薬・採用変更薬など)

e. 精神保健福祉士(ケースワーカー)

　患者の家族関係・生活状況・経済的問題などの情報を把握し必要な社会資源を提供・導入すること，転院調整を行うことなどがチーム活動における役割である．

　精神科リエゾンチームの介入を必要とする患者は，せん妄や既往にある精神疾患のため入院が長期化する傾向がある．入院が長期化することで経済的・社会的な不安が強まり，ストレスから二次的に精神症状が出現することもある．患者の経済的状況を把握し，高額療養費制度・介護保険制度など各種制度の利用に関する相談や情報提供を行うことで，患者や家族の不安を軽減することができる．

　精神科無床の総合病院では精神科病院への転院が必要なケースもある．病院間の転院調整，患者家族に精神保健福祉法に関する説明などの場面で他職種では取って代われない専門性が発揮される．

f. 作業療法士

単科精神科病院など精神症状の治療を主目的とする入院では精神科作業療法の役割は確立されている．その一方で，身体疾患治療目的で入院中の患者が対象である総合病院では，入院期間が10～14日程度と短く精神科作業療法のプランを立てることが難しい．

生活リズムを整えることはせん妄の予防に役立つ．また，日常生活動作の改善は身体が思うように動かなくなることへの患者の不安を軽減する．終日ベッド臥床の状態となるのを避け，生活リズムや対人コミュニケーションの機会を保ち，抑うつ気分の出現を予防するなど，短期間の入院では身体的なリハビリを通じて精神状態を安定させる効果が期待できる．

総合病院の精神科リエゾンチームで作業療法士の役割を確立するには，理学療法士との連携や作業の分担が今後の課題となると思われる．

2. 運営の手順と工夫

精神科リエゾンチームを開始・運営するには
①どのようにしてチームを始めるか
②活動を開始したチームをどのようにして維持・発展させていくか
について考える必要がある．

a. 精神科リエゾンチームを始めるためには

「診療報酬加算算定の条件を満たすリエゾンチーム」を開始・運営するには，まずその条件を知らなければならない．少し長くなるが，厚生労働省の通知文書[2]に掲載されている施設基準などの説明を引用し，具体的に解説していく（以下，灰色は引用部分）．

1）精神科リエゾンチーム加算の施設基準

(1) 当該保険医療機関内に，以下の3名以上から構成される精神医療に係る専門的知識を有した多職種からなるチームが設置されていること．

ア　5年以上の勤務経験を有する専任の精神科の医師（他の保険医療機関を主たる勤務先とする精神科の医師が対診等により精神科リエゾンチームに参画してもよい）

・他のメンバーと異なり，医師だけは「常勤であること」が必要条件に入っていない．精神科医が非常勤の総合病院でも精神科リエゾンチーム活動を行うことは可能であるが，後述するように「常に相談できる体制が整っているか」という点では対策が必要である．

イ　精神科等の経験を5年以上有する，所定の研修を修了した専任の常勤の看護師

・詳細については以下(2)の部分で解説する．

ウ　精神科病院又は一般病院での精神医療に3年以上の経験を有する専従の常勤薬剤師，常勤作業療法士，常勤精神保健福祉士又は常勤臨床心理技術者のうち，いずれか1人．

・看護師が研修内容にかなり厳格な要件が求められるのに比べて，薬剤師・作業療法士・精神保健福祉士・臨床心理技術者に関しては「常勤であり一般病院での精神医療に3年以上の経験」という，比較的クリアしやすい基準となっている．

・「以下の3名以上から」と記されているように，最低この3職種が入っていればチームとして成立するが，もちろん4職種以上のメンバー構成でも構わない．より多くの職種が参加すればチームの機能も増える．

(2) (1)のイに掲げる看護師は，精神看護関連領域に係る適切な研修を修了した者であること．

・「精神看護関連領域に係る適切な研修を修了した者」とされている研修については

ア 国及び医療関係団体等が主催する研修であること（6月以上かつ600時間以上の研修期間であって，修了証が交付されるもの）．

イ 精神看護関連領域に係る専門的な知識・技術を有する看護師の養成を目的とした研修であること．

ウ 講義及び演習は次の内容を含むものである．
　（イ）精神看護関連領域に必要な理論及び保健医療福祉制度等の概要　（ロ）精神症状の病因・病態，治療　（ハ）精神看護関連領域における倫理的課題と対応方法　（ニ）精神看護関連領域に関するアセスメントと援助技術　（ホ）患者・家族の支援，関係調整　（ヘ）ケアの連携体制の構築（他職種・他機関との連携，社会資源の活用）　（ト）ストレスマネジメント　（チ）コンサルテーション方法

エ 実習により，事例に基づくアセスメントと精神看護関連領域に必要な看護実践を含むものであること．

となっている．現時点でこれらの条件に該当するのは，以下のいずれかの研修となる．

①日本看護協会認定看護師教育課程「認知症看護」の研修

②日本看護協会が認定している看護系大学院の「老人看護」および「精神看護」の専門看護師教育課程

③日本精神科看護協会が認定している「精神科認定看護師」

（③については認定証が発行されている者に限る）

・日本看護協会認定部発表の資料[3]によれば，2015年7月現在で全国に207名の精神看護専門看護師がおり，分野別ではがん看護の581名に次いで2番目に多い．地域別でみると最多は東京都の76名，最少は0名で，精神看護専門看護師の登録がない県も13あり，現時点では圧倒的に数が不足している．老人看護専門看護師は79名，認知症看護認定看護師は472名である．

・日本精神科看護協会認定の精神科認定看護師は2015年4月1日現在，611名である[4]．

(3) 精神科リエゾンチームが設置されている保険医療機関の入院患者の精神状態や算定対象となる患者への診療方針などに係るカンファレンスが週1回程度開催されており，精神科リエゾンチームの構成員及び必要に応じて当該患者の診療を担当する医師，看護師などが参加していること．

・チームの構成員が少なくとも週1回は全員で集まってカンファレンスを行うことが求められている．

(4) 精神科リエゾンチームによる診療実施計画書や治療評価書には，精神症状等の重症度評価，治療目標，治療計画等の内容を含んでいること．

・診療の計画や行った治療の評価は，書式化して記録を残すことが義務づけられている．さらに，記載すべき内容についてもある程度必要な項目が決められている．

(5) 病院勤務医の負担軽減及び処遇の改善に資する体制が整備されていること．

・病院全体としての体制に関する基準であり，精神科リエゾンチームのメンバーが具体的に検討しなければならない項目ではない．

(6) 精神科リエゾンチームによる当該診療を行った患者数や診療の回数等について記録していること．

・個々の患者の診療計画や評価だけでなく，チーム活動行為そのものに関しても文書化して記録に残すことが求められている．

筆者の病院では，日時，カンファレンス参加メンバー，回診対象患者名，加算算定患者氏名と総数，回診対象患者ではないが相談を受けた患者氏名と総数について回診後に記録している．

記録はデータベース化しておくと後に統計処理が必要になったとき楽である．

2) 精神科リエゾンチームが行うべき診療

自分たちの病院のチーム活動として何が行いたいか，ということとは別に，加算算定の条件を満たすリエゾンチームには，「チーム活動として行うべき診療内容」について一定の基準が求められている．

以下も厚生労働省の通知文書[2]に記載されている内容である．

精神科リエゾンチームは以下の診療を行う．

ア 精神科リエゾンチームは初回の診療に当たり，当該患者の診療を担当する保険医，看護師等と共同で別紙様式29の2またはこれに準じた診療実施計画書を作成し，その内容を患者等に説明した上で診療録に添付する．

・診療実施計画書，治療評価書は個々の患者に対して必要である．

・診療実施計画書は1回の入院につき1枚必要である．抗がん剤の化学療法目的などで短期間のうちに入退院を繰り返す場合は，各回の入院ごとに実施計画書を作成する必要がある．

・「患者等に説明した上で」とあるのは，患者ないし家族に対して，ということである．せん妄や意識障害で患者の同意が得られない場合は家族への説明と同意が必要となる．

イ 精神症状の評価や診療方針の決定等に係るカンファレンス及び回診が週1回程度実施されており，必要に応じて当該患者の診療を担当する医師，看護師等が参加し，別紙様式29又はこれに準じた治療評価書を作成し，その内容を患者等に説明した上で診療録に添付する．

・治療評価書は回診後に毎回作成する必要がある．

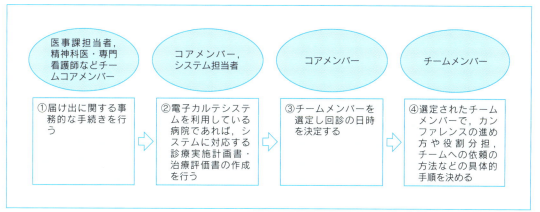

図1 チーム立ち上げまでの手順

　ウ　治療終了時又は退院・転院時に、治療結果の評価を行い、それを踏まえてチームで終了時指導又は退院時等指導を行い、その内容を別紙様式29又はこれに準じた治療評価書を作成し、その内容を患者等に説明した上で診療録に添付する．

　エ　退院・転院後も継続した精神科医療が必要な場合、退院・転院後も継続出来るような調整を行うこと．紹介先保険医療機関等に対して、診療情報提供書を作成した場合は、当該計画書及び評価書を添付する．

　精神科リエゾンチーム加算を算定した患者に精神科専門療法を行った場合には別に算定できる．

　・1人の患者に対して1週あたり、入院精神療法1回とリエゾンチーム加算各1回が算定可能である．

　精神科リエゾンチームは、現に当該加算の算定対象となっていない患者の診療を担当する医師、看護師等からの相談に速やかに応じ、必要に応じて精神状態の評価等を行うこと．

　・加算算定の患者だけでなく、その他の患者の相談についても応じる義務がある．実際に回診を行うとこのようなケースは多く、次の回診から加算算定対象になる場合が多い．加算対象以外の患者の相談に積極的に応じていくことは、病棟との円滑なコミュニケーションを図り一定の相談件数を維持していくための鍵となる．常勤精神科医不在の施設でチーム活動を行う場合は不在日の対応方法について整理し、対象となる病棟に周知しておく必要がある．

3) チーム立ち上げまでの手順

　事前の準備としては**図1**のような作業が必要になる．

　①〜④のそれぞれについて以下に説明する．

　①届け出に関する手続き

　・**図2**のような届出添付書類と従事者の名簿・資格の確認などが必要となる．

様式32

精神科リエゾンチーム加算の施設基準に係る届出書添付書類

1　精神科リエゾンに係る専従チーム（□には，適合する場合「✓」を記入すること）

区　分	氏　名	常勤・非常勤	研修受講
ア　精神科の医師			
イ　精神科等の経験を有する常勤看護師			□
ウ　精神医療に経験を有するその他の者 （薬剤師，作業療法士，精神保健福祉士，臨床心理技術者）			

2　精神症状の評価等に係るカンファレンス

開催頻度	1回当たり平均所用時間数	構成メンバー及び職種毎の参加人数
回／週	概ね　　　　　分	

3　精神症状の評価等に係る回診

開催頻度	1日当たり平均症例数	構成メンバー及び職種毎の参加人数
回／週	概ね　　　　　症例	

4　患者やチーム以外の医療従事者等からの相談に応じる体制

体制

［記載上の注意］
1　「1」のアは精神科を主たる業務とした5年以上の経験が確認できる文書を添付すること。また，イは3年以上精神科等精神医療に係る看護に従事した経験を有し，精神科リエゾンに係る研修を修了していることが確認できる文書を添付すること。その他の者については該当する職種に○をし，3年以上精神科等精神医療に従事した経験を有していることが確認できる文書を添付すること。
2　「2」及び「3」については，当該医療機関において予定しているものについて記載することでよく，所用時間数，症例数については記載しない場合でも提出可能とする。
3　「4」については，どのような体制をとっているかを簡潔に記載すること。
4　様式13の2「勤務医の負担軽減に対する体制」を添付すること。
5　精神科リエゾンに係る実施計画書及び治療評価書の写しを添付すること。
6　「1」の医師，看護師及び薬剤師等の氏名，勤務の態様及び勤務時間について，様式20を添付すること。

図2　様式32　精神科リエゾンチーム加算の施設基準に係る届け出書添付書類
［関東信越厚生局ホームページ（http://kouseikyoku.mhlw.go.jp/kantoshinetsu/shinsei/shido_kansa/shitei_kijun/documents/k-32-p.pdf）より引用］

②診療実施計画書・治療計画書の作成

・診療実施計画書・治療評価書はひとりひとりの患者について作成が必要であり，治療評価書は回診ごとに記録する．記入すべき項目は多いが，チームメンバー・主治医・病名・治療目標など介入期間を通じてほぼ変わらない内容もある．また，実施計画書と治療評価書には重複する項目が含まれている．デスクワークを短時間で済ませるために，これらの計画書・評価書は効率よく記載できる書式が望ましい．特に電子カルテを導入している医療機関であれば，電子カルテと連動させて病名・主治医名などを自動入力することが可能である．システム担当者と相談して自施設で使いやすい書式を作成するとよい．参考までに筆者の病院で使用している，電子カルテシステム対応の診療実施計画書・治療評価書を掲げる（**図3**）．

③チームメンバーと回診日時の決定

・さまざまな面から患者・スタッフのサポートを行うには，なるべく多くの職種がチームメンバーとなることが望ましい．

・回診日に学会出張などで不在の場合に備えて同一職種から複数名がチームに参加できると理想的であるが，市中総合病院ではマンパワーの問題から難しいことが多い．

・回診の日時は，リエゾンチーム・病棟それぞれの都合を考慮して決める．メンバーにとってはチーム活動以外の業務への支障がもっとも少ない時間，回診を待つ病棟側としては申し送りの時間や他科のカンファレンスなどの業務と重ならない時間であることが望ましい．各病棟のスケジュールを事前に確認して回診する順番を決めるなどの工夫がされるとよいが，回診する病棟が多いとすべての病棟の都合に合わせるのは難しい．

・筆者の病院ではチームメンバーの都合が合う時間がほかになかったので金曜日の午後に回診を行うこととなった．結果論であるが，週末を控えて精神科的対応が予想される患者の相談ができるので，この時間の回診は病棟スタッフからは好評である．

④カンファレンスの進め方やメンバー間の役割分担，対象患者選択方法の決定

・毎回のリエゾンチーム活動にかかわる業務としては，回診リストの作成，カンファレンスの司会進行，回診記録のカルテへの記載，治療評価書への記載，回診中に新たに相談・依頼が出た患者の診療実施計画書の作成，カンファレンス記録の作成，加算取得手続きの実施，リエゾンチーム宛の併診用紙への返書の作成などがある．特に書類に関する作業量は多い．特定のチームメンバーに事務的作業の負担が偏らないように役割分担を決めてからチーム活動に臨むことが大切である．

・チームへの依頼の方法は後述する患者数維持の工夫とも関係してくる．依頼のルートとしては**表2**のようなものが考えられる．どのような方法で依頼するのか，口頭での依頼で良いのか相談用紙を利用するかについても基本的な方法を決めておく．

・救命救急病棟，小児科病棟，緩和ケア病棟などに入院中の患者に対しては精神科リエゾンチーム加算を算定することができない．対象となる患者が転棟した場合なども含めて，どこまでをチーム活動の範囲とするのか事前に確認・共有しておく．

精神科リエゾンチーム医療実施計画書・治療評価書

氏名		性別	生年月日		ID	病棟
診断(身体疾患)	1			2		
診断(精神疾患)	1			2		
実施用件	☐ せん妄または抑うつを有する　　☐ 自殺企図で入院　　☐ 精神疾患を有する ☐ その他					

精神症状	不安・焦燥	☐なし	☐軽症	☐中等症	☐重症
	抑うつ	☐なし	☐軽症	☐中等症	☐重症
	せん妄	☐なし	☐軽症	☐中等症	☐重症
	幻覚・妄想	☐なし	☐軽症	☐中等症	☐重症
	興奮	☐なし	☐軽症	☐中等症	☐重症
	自殺念慮	☐なし	☐軽症	☐中等症	☐重症
睡眠障害		☐なし	☐軽症	☐中等症	☐重症
問題行動	徘徊	☐なし	☐軽症	☐中等症	☐重症
	暴力行為	☐なし	☐軽症	☐中等症	☐重症
	安静保持困難	☐なし	☐軽症	☐中等症	☐重症
意識障害		☐なし	☐軽症	☐中等症	☐重症
認知機能障害		☐なし	☐軽症	☐中等症	☐重症
その他(具体的に)		☐なし	☐軽症	☐中等症	☐重症

精神機能の全体的評価(GAF)	（　　　　　）			
身体活動状態	全般	☐ 問題なし		
		☐ 軽度の症状あるも，日常生活動作は自立		
		☐ 時に介助が必要，一日の半分以上は起きている		
		☐ しばしば介助が必要，一日の半分以上臥床している		
		☐ 常に介助が必要，終日臥床している		
	歩行	☐問題なし	☐要介助	☐不可
	排泄	☐問題なし	☐要介助	☐不可
	食事	☐問題なし	☐要介助	☐不可
	入浴	☐問題なし	☐要介助	☐不可

総合評価と今後の方針		
重症度	具体的な状況	チームでの対応方法
☐軽症	精神症状を伴っている	チーム回診でのフォロー
☐中等症	精神症状を伴い，入院治療に影響がでている	チーム回診でのフォロー＋適宜診察 精神科専門医療の提供(精神療法，薬物療法等)
☐重症	精神症状を伴い，入院治療の継続が困難である	チーム回診でのフォロー＋頻回の診療 精神科専門医療の提供(精神療法，薬物療法等)
☐最重症	精神症状を伴い，一般病棟では治療継続できない	精神科病棟での治療を検討
本人・家族への説明	☐実施済　　☐未実施	本人・家族への説明日

図3 筆者の病院で使用している電子カルテシステム連動の診療実施計画書・治療評価書

D　総合病院での精神科リエゾンチーム

精神科リエゾンチーム医療実施計画書				作成日	
治療目標	□せん妄または抑うつの改善　□自殺念慮の消失　□精神疾患の治療継続・軽快 □その他（　　　　　　　　　　　　　　　　　　　　　　　　　　　　　　　）				
治療計画Ⅰ	□薬物療法　□向精神病薬　□抗うつ薬　□気分安定薬　□抗不安薬　□睡眠薬 　　　　　　□認知症治療薬　□その他（　　　　　　　　　　　　　　　　　） □心理治療　□心理教育　□ソーシャルワーク　□服薬指導　□その他（　　　）				
治療計画Ⅱ		現症	短期目標		具体的アプローチ
	精神症状	不安・焦燥			
		抑うつ			
		せん妄			
		幻覚・妄想			
		興奮			
		自殺念慮			
	睡眠障害	（　　　）			
	問題行動	（　　　）			
	認知機能障害	（　　　）			
	その他 （具体的に）	（　　　）			
主治医		精神科医		薬剤師	
看護師		臨床心理技術者		ソーシャルワーカー	（　　　）
次回の再評価予定日					

精神科リエゾンチーム治療評価書						
		実施計画書治療計画 からの変更点	評価日	評価日	評価日	評価日
治療計画 （Ⅰ）	薬物療法		□実施 □未実施	□実施 □未実施	□実施 □未実施	□実施 □未実施
	心理療法		□実施 □未実施	□実施 □未実施	□実施 □未実施	□実施 □未実施
	ソーシャルワーク		□実施 □未実施	□実施 □未実施	□実施 □未実施	□実施 □未実施
	心理教育		□実施 □未実施	□実施 □未実施	□実施 □未実施	□実施 □未実施
	その他		□実施 □未実施	□実施 □未実施	□実施 □未実施	□実施 □未実施
	退院後も精神科医療（外来など）が継続できるような調整		□実施 □未実施	□実施 □未実施	□実施 □未実施	□実施 □未実施
治療計画 （Ⅱ）	精神症状		□なし □改善 □不変 □増悪	□なし □改善 □不変 □増悪	□なし □改善 □不変 □増悪	□なし □改善 □不変 □増悪
	睡眠障害		□なし □改善 □不変 □増悪	□なし □改善 □不変 □増悪	□なし □改善 □不変 □増悪	□なし □改善 □不変 □増悪
	問題行動		□なし □改善 □不変 □増悪	□なし □改善 □不変 □増悪	□なし □改善 □不変 □増悪	□なし □改善 □不変 □増悪
	認知機能障害		□なし □改善 □不変 □増悪	□なし □改善 □不変 □増悪	□なし □改善 □不変 □増悪	□なし □改善 □不変 □増悪
	その他 （具体的に）		□なし □改善 □不変 □増悪	□なし □改善 □不変 □増悪	□なし □改善 □不変 □増悪	□なし □改善 □不変 □増悪
治療計画 （Ⅲ）	精神機能の 全体的評価 （GAF）尺度		□なし □改善 □不変 □増悪	□なし □改善 □不変 □増悪	□なし □改善 □不変 □増悪	□なし □改善 □不変 □増悪
	身体活動状態		□なし □改善 □不変 □増悪	□なし □改善 □不変 □増悪	□なし □改善 □不変 □増悪	□なし □改善 □不変 □増悪
	本人・家族への説明		□実施済 □未実施	□実施済 □未実施	□実施済 □未実施	□実施済 □未実施
備考						

表2 チームへの依頼ルート

- 病棟併診で診察した精神科医からの依頼
- 病棟スタッフから相談を受けたリエゾン看護師からの依頼
- 他科医師からチームへの直接依頼
- 病棟看護師からチームへの直接依頼

患者ID	氏名	年齢	性別	依頼元科	主治医	病棟	精神科診断	主科診断	初回依頼日	計画書作成者	説明済み?	回診日	診察回数	終了	転帰	今週の回診?
*******	○○××	84	F	整形外科	松田	S7	統合失調症	胸腰椎圧迫骨折	2014/4/16	荒井		2014/4/18, 25,5/2,5/9, 5/23,30	6			Yes
*******	△△□□	81	M	整形外科	大歳	S7	認知症	左大腿骨転子部骨折	2014/5/12	荒井		2014/5/23, 30	2			Yes
*******	○×△□	77	F	整形外科	松田	S7	レヴィ小体型認知症	右大腿骨頭基部骨折 右肘頭骨折	2014/5/16	片桐		2014/5/23, 30	2			Yes
*******	□☆※○	83	M	消化器外科	南	S5	せん妄	上行結腸癌	2014/4/30	荒井		2014/5/2, 5/9,5/23,30	4			Yes
*******	※○△□	51	F	IBD科	杉田	E5	不安状態	クローン病, 腸管皮膚瘻	2014/3/18	福嶋		2014/4/4, 4/11,18,25, 5/2,5/9, 5/23,30	8			Yes
*******	□□	74	M	消化器外科	高橋	W5	せん妄	胃癌? 腹膜転移	2014/6/2	荒井						Yes
*******		80	M	呼吸器内科	三角	W4	不眠	肺非結核性抗酸菌症		荒井						Yes
*******		85	F	循環器科	中村	E4	認知症	脱水		荒井						Yes
*******		81	M	呼吸器内科	下川	W3	ステロイド精神病	急性肺炎	2014/6/4	荒井						Yes

患者ID（実際は数字を入力），氏名，年齢，性別，依頼元科，主治医，病棟，精神科病名，主科病名，初回依頼日，評価書作成者，説明済みの有無，回診日，回診回数

図4 当院で使用している精神科リエゾンチーム回診表

Excel® で作成したデータベースの一部であり，他のシートには回診記録，チーム関与終了となった患者表，ミーティング記録が記録されている．加算の算定条件としてミーティングの回数や参加メンバーなどは記録に残すことが義務づけられている．後日患者数や依頼元科別関与数などの統計を出したり分析を行うにはデータベースにしてあると便利である．

4) 短時間で効率よくカンファレンスを行うために

　限られた時間の中で各メンバーが自分の専門性を発揮した情報交換を行い，それに基づいた回診を実施するためには，回診前の準備が大切である．特にカンファレンスは，その場で初めて患者について知るのではなく，チームメンバー各人が事前に患者の治療経過や薬歴・家族構成などの基本情報を把握したうえで参加することが望ましい．

　筆者の病院では回診の前日午前中までにその週の回診リストを作成し，電子カルテシステムの共有フォルダに保存している（**図4**）．メンバーは翌日のカンファレンスまでに，自分の専門性にかかわる情報提供が行えるように準備する．チームメンバー以外の者は閲覧できないように回診リストはパスワードで保護されている．

b．活動開始後，チーム活動を維持・発展させるためには

1）チームメンバーの交替への備え

　チームの活動期間が長くなってくると，異動・転勤・部署内での役割変更などによりメンバーが入れ替わる可能性が出てくる．精神科医やリエゾン看護師などのコアメンバーが交替すると，運営の仕方やチームの理念・方針までもが変化するかもしれない．チームが混乱をきたさないためには可能な限り "緩やかな変化" が望ましい．理想的には1職種から複数名がチームに参加していると変化に対応しやすい．ほかにも，普段から以下のようなことを心がける．

　①各部署内でのリエゾンチーム活動の啓蒙

　普段からチームメンバーが各職場でチーム活動についての報告・啓蒙を行う．活動の手順や雰囲気を少しでも知っていると，急にチームメンバーとして加わることになっても "ゼロからのスタート" が避けられる．

　リエゾンチームでかかわるのに適当なケースを紹介してもらうのもよい．リハビリの場面で抑うつ状態が疑われる，ケースワーカーが得た情報で精神的かかわりの必要がありそう，服薬指導の結果，精神科薬の調整が必要と思われる，といったケースがあればチームメンバーに情報提供してくれるように頼んでおく．

　②スタッフのフェードイン・フェードアウト

　異動と後任のメンバーが決まったら，可能な限り一緒に回診に参加し，実際の回診場面で前任者が後任者にアドバイスしたり，後任者が前任者に質問できるようにする．

2）リエゾンチーム活動の院内への周知

　病院全職員向けに精神科リエゾンチーム主催の勉強会を開き，教育・啓蒙活動を行う．精神科医はせん妄の理解や薬物療法，リエゾン看護師は精神看護ケア，精神保健福祉士は各種制度の話などとテーマを設けてメンバーで分担し，年に数回定期的な勉強会を企画する．院外での研修会のお知らせなどの周知もあわせて行う．

　せん妄の対応マニュアルや抗精神病薬・睡眠薬の一覧表，各種医療制度の一覧などチーム活動に関係する内容が記載されたパンフレットを作成し，各病棟に配布するのもよいだろう．

3）対象患者数のコントロール

　厚生労働省の通知文書[2]によれば，1週間あたりの算定患者数は1つのチームでおよそ30名までとされている．

　安定したリエゾンチーム活動を維持するには常に一定の患者数を保つことが必要である．対象患者人数は多すぎても少なすぎてもチーム活動に支障を及ぼす．

　①患者数が少なすぎる場合

　医療経済的な問題や，チームの活動性，存在意義などが問われることとなる．

　急性期病院では患者の入院期間が短く（これが精神科リエゾンチームの目的の1つでもあるのだが），リエゾンチームで介入している患者も次々に退院・転院していく．筆者の病院では患者1人あたりの平均回診回数は3回未満であった．

　一定の患者数を維持するには，常に新規の相談が受けられる体制を整えておく必要が

ある.
　チーム活動が始まって間もないうちは，依頼の方法がわからない，どのような患者をチームに依頼すればよいのか判断に迷うなど「依頼する側」の問題があるかもしれない．チームの活動内容や依頼方法についての周知は回診時だけでなく，院内の連絡や広報のシステムを利用して行うようにする．
　毎回すべての病棟を回診するのが理想的であるが，時間の関係上，対象患者がいない病棟は回れない週があるかもしれない．病棟によってチームの利用の程度に極端な偏りが出ないように，チームへの依頼患者がいない期間が1ヵ月以上続いた病棟には顔を出して該当するケースがないか尋ねてみる．事前の依頼がなくても病棟に行ってみると2件，3件と相談を受けることがある．
　②患者数が多すぎる場合
　治療経過や状態など患者の情報が把握しきれない，回診の時間が長くなる，書類作成の作業が多くなり他の業務に支障を及ぼすなどが問題となる．
　病状が安定しているが転院までに時間がかかる患者はいったん対象患者のリストから外し，新しい患者の相談が受けられるようにする，といった工夫も必要である．

4）他のチーム活動との重複

　精神科リエゾンチームでかかわる患者が緩和ケアチームの対象者にもなることは少なくない．特にがん患者や麻薬使用に関係したせん妄対策では，両チームからの指示が混在したり，知らないうちに他方のチームから処方がされている，といったことが起こり得る．どちらのチームにも参加しているメンバーがいればその人が橋渡し役となり，チーム間の情報伝達・調整を行うとよい．

治療効果

　チームで活動することによる効果についてはその裏づけとなる文献・報告も増えてきている[5]．詳細なエビデンスは他書に譲り，チーム活動により期待できる効果にはどのようなものがあるか概説する．

1．情報収集力が向上する（生活歴・家族構成・薬剤情報など）

　精神科医による普通の病棟併診では集めきれない，治療方針の決定に必要な多くの情報を得ることが容易になる．
　薬剤師からは身体疾患治療薬や薬物相互作用に関する情報，ケースワーカーからは経済的な背景や介護・福祉サービス利用の状況，リエゾン看護師からは病棟スタッフを通じて家族関係の情報などが得られる．
　医師の診療場面・心理士によるカウンセリング・ケースワーカーによる生活状況の聞き取り・薬剤師による服薬指導など，相手や状況が変わると患者の態度や理解力が変わることもあるが，このような違いは医師との一対一の診察だけではわからない．多

面的に情報を収集することにより，治療方針を選択するうえでより適切で現実的な判断を下すことが可能となる．

2. 多様な患者ニーズに対応できる

　患者は医学的ケアだけではなく，医療制度・保険制度や復職・休職に関する手続きの相談などさまざまな社会的資源についての情報提供も求めている．患者だけでなく，患者の家族の多くもさまざまな形での専門的なサポート介入や心理的ケア・助言を望んでいる．入院主科は，入院する契機となった疾患の治療と早期退院に向けた取り組みを行うことで精一杯で，それ以外のケアや情報提供までは手が回らないことも多い．独自の専門性をもった多職種のメンバーから構成されているチームが介入することで，多様な患者のニーズに応えられる．

3. 転院調整など院外機関との連携が円滑に行える

　身体疾患の急性期治療を終えた後，自宅や入院前にいた施設に戻ることができない場合は転院が必要となる．回復期リハビリテーション病院・特別養護老人ホーム・老人病院など，転院先は状態や目的によって異なってくるが，精神症状のコントロールが不十分だと転院が困難になることがある．介護施設への転院では夜間に大声を出したり徘徊が激しいと受け入れが難しくなるので，睡眠・鎮静コントロールを十分に行うことが求められる．

　精神症状が活発な場合は精神科病院への転院や精神科専門病棟への転棟が必要となるが，積極的な身体治療の継続が必要な場合は精神科身体合併症医療に対応した施設への転院が必要かもしれない．

　チームのケースワーカーの介入により必要な情報が得られると，適切な転院先の選択や，状況に応じた薬物療法を行うことが可能となり，転院の調整がスムーズに行える．

　まれに，医療経済的な問題や転院先施設の採用薬の都合から「この薬を飲んでいると転院が受け入れられない」ということがある．ケースワーカー同士の連絡で事前に転院先施設の情報が得られると，こうしたトラブルも未然に防ぐことができる．

4. スタッフのメンタルケアに役立つ

　患者への精神的ケア・家族への対応・医師との関係などで病棟スタッフが受ける精神的ストレスを，業務としてケアする機会は少ない．せん妄や不穏は夜間に症状が悪化することが多く，主治医の問題意識が夜勤スタッフと比べて希薄であることも珍しくない．医師の前では丁重だが看護師には横柄な態度をとる患者への対応など，病棟スタッフは医師にはみえないさまざまなストレスを抱えている．精神科看護に不慣れな一般病棟看護師の場合，患者に逆転移感情を抱き，それが患者の精神症状をさらに不

安定にする，という悪循環に陥ることもある．回診時に患者の状態だけでなく病棟スタッフの困りごと，悩みごとを聞いてストレスに対処するのも精神科リエゾンチームの大切な役割である．精神科医やリエゾン看護師，臨床心理士は他者の悩みを聴き相談にのることに普段から慣れているというだけでなく，基本的にチームは第三者的立場なので，病棟内の力動や葛藤から距離を置いて相談を受けることができる．入院患者への対応とは無関係にスタッフの精神的ケアについて病棟師長から相談を受けることもある．リエゾンチームが窓口となって，後日リエゾン看護師・心理士・精神科医などによるケアにつなげられる．

5. 病棟スタッフや他科医師への教育・啓蒙活動的効果がある

定期的に精神科リエゾンチームが病棟に入り病棟スタッフとやりとりをしていると，病棟スタッフの問題対処能力が徐々に向上するのが実感できる．チーム介入の機会が多い病棟では，せん妄患者に対する頓服薬投与のタイミングなどを次第にスタッフ自らの判断で行えるようになり，現場の判断でより早期から適切な治療的介入が可能になる．

介入の結果につき主科担当医とやりとりすることで，他科医師の精神科治療への理解が向上する．特に初期臨床研修医や研究医など若手の医師が担当医の場合は，精神科の研修としての効果も期待できる．

6. 対費用効果について

現在の精神科リエゾンチーム加算算定点数は患者1人につき週1回200点と定められている．患者数は「1週間あたりの算定患者数は，1チームにつき概ね30人以内とする」とされており，チーム活動による診療報酬は最多で週に6万円，年間当たり312万円相当となる．週1回の活動で30人の患者のカンファレンス・回診・記録の整理を行うには半日近い時間が必要である．他の精神科専門療法と比べてコストパフォーマンスがよいとは言い難く，精神科リエゾンチームの立ち上げ理由として加算算定による経済的メリットを掲げても説得力に乏しいかもしれない．チーム活動の経済的効果を強調するのであれば入院期間の短縮・コスト削減効果の面から説明すべきであろう．

5 筆者の病院での症例から

以下に，筆者の病院の精神科リエゾンチーム活動でチームメンバーの印象に残った症例を挙げる．プライバシー保護の点から症例の内容は一部改変している．

症例 1

60歳代男性．双極性障害で他院精神科通院中であり，バルプロ酸ナトリウムその他の薬を内服していた．消化器系の疾患にて消化器外科に入院．入院中の精神症状フォロー

アップと精神治療薬剤管理目的で主科より精神科に併診があり，診察した精神科医の判断で精神科リエゾンチームによる介入を開始した．

入院1週目に肺炎を併発し，主科より感染症内科に併診された．入院当初は精神状態が安定していたが2週目頃より易怒性・不眠・興奮などの症状を認めるようになった．全身状態不良による影響と考えられていたが，バルプロ酸ナトリウムと併用禁忌のカルバペネム系抗生物質が点滴で処方されていることにリエゾンチームメンバーの薬剤師が気づきチームカンファレンス時に報告．バルプロ酸ナトリウムの血中濃度を測定したところ，入院時の110 mg/dLまで血中濃度が低下していた．回診時に主治医に報告，感染症内科担当医とも連絡をとり，他の抗生物質に変更された．1週間後にはバルプロ酸ナトリウム血中濃度は入院時の値まで回復し，不穏・興奮・不眠などの精神症状も改善した．

筆者の病院の電子カルテでは併用禁忌薬を処方しようとすると注意喚起するシステムがあるが，内服薬と注射薬の間ではこの機能が作動していなかった．また，入院主科は消化器外科だが，併用禁忌薬を処方していたのは主科ではない感染症内科と精神科であった．一般的な病棟併診では気づかれにくいが，チームメンバーの薬剤師からの情報提供により比較的早期に問題が発見され，精神症状の改善につながったケースである．

症例2

70歳代男性，単身生活者．精神科既往歴なし．急性心筋梗塞で循環器内科に入院．入院後心停止を起こし，人工呼吸器による呼吸管理・低体温療法などの治療を行った．重症の不整脈も明らかになりペースメーカー埋め込み術も施行した．低体温療法から回復した時点では疎通性・理解力に問題を認めなかったが，ペースメーカー埋め込み術を終えた頃から「高額の医療費が払えない」といった訴えが始まった．不眠，不安感が強くなり，「お金がかかるから」との理由で食事を摂らないなど貧困妄想のような症状も出現した．

精神科リエゾンチームに依頼があり介入を開始．抗不安薬・睡眠薬などの薬物療法と同時に，チームメンバーのケースワーカーが高額医療費の説明や介護保険手続き導入などについて時間をかけて患者に説明を行った．詳しい説明を受けたことで患者の不安感は徐々に減少し，食事も普通に摂取できるようになった．

病気そのものへの不安ではなく治療費にまつわる不安が心因となって不安定な精神状態を呈した患者に対し，ケースワーカーの介入が治療的効果をもたらしたケースである．

症例3

30歳代女性，日系定住外国人．小学生の長男との二人暮らし．ヘルペス性髄膜炎の診断で他院に入院していたがその後脳炎疑いの診断で当院感染症内科に転院となった．転院時の検査でも脳波異常を認めていた．抗ウイルス薬の点滴で治療されていたが幻視・妄想・精神運動興奮などの精神症状が活発で看護師への暴力行為も続くため，病棟看護師より精神科リエゾンチームに相談があった．

脳炎の意識障害によるぼんやりした状態に加えて，不眠・不穏時に使用した薬の影響，母国語の違いによるコミュニケーションの問題，精神症状による異常行動なのか生活習慣に基づく正常な行動なのか区別がつかない（目をつぶって独語しながら祈りを唱えている）など，病棟スタッフは患者と意思の疎通を図るのに難渋していた．また，必要十分な身体

抑制が行われておらず，点滴の抜去やベッドからの転落・スタッフに対する暴力行為への対応が不十分であった．主治医も交えてカンファレンスを行い，精神科医より精神症状に関する診立てを伝え，身体抑制の必要性・興奮時の対応方法などについてアドバイスを行った．

患者ベッドはナースステーションに近い病室であったが室内の様子は訪室しないと確認できなかった．カンファレンスで対応について話し合ううちに，一類感染症対応用の個室にはステーション直結のモニターカメラがあり，精神科病棟保護室相当の観察が行えることがわかった．カンファレンス終了後，感染症病棟内で転室を行い，点滴抜去の予防として必要最小限の身体抑制，点滴による精神科薬物療法の強化，拒薬時の対応の統一などを行った．暴力行為を受けたスタッフにはリエゾン看護師が心理的ケアを行った．病棟スタッフには当初は興奮や暴力行為がある患者への逆転移感情も認められたが，チームによる介入により精神的看護の質がよくなり，患者の問題行動に対しても次第に適切な対応が行えるようになった．

精神科病院への転院が必要であったが，患者の両親は外国在住で患者は夫と離婚しており，保護者に該当する者が不在であった．リエゾンチームのケースワーカーが近隣在住の患者姉と面接し，保護者選任の手続き・精神科病院との転院調整を行った．

患者は幻覚妄想状態が続いているものの興奮や暴力行為は徐々に少なくなり，チーム関与開始から30日目に病院車で精神科病院に転院した．転院にあたっては自ら進んで転院先への付き添いを申し出る看護スタッフもおり，転院当日は勤務するすべての看護師が患者と握手して見送るなど，スタッフ・患者関係も良好な状態で治療が終結した．

各チームメンバーの専門性がよく活かされたケースである．

文献

1) 医療法人鉄蕉会：厚生労働省 平成24年度障害者総合福祉推進事業 指定課題25「精神科リエゾンチーム活動ガイドラインの作成について」成果物 精神科リエゾンチーム活動ガイドライン試案．平成25年3月
2) 厚生労働省：診療報酬の算定方法の一部改正に伴う実施上の留意事項について（通知）．平成24年3月5日保医発0305第1号
3) 公益社団法人日本看護協会ホームページ（http://nintei.nurse.or.jp/nursing/qualification/）
4) 一般社団法人日本精神科看護協会ホームページ（http://www.jpna.jp/images/pdf/h27_nintei.pdf）
5) 野末聖香：精神科リエゾンチームによる介入の効果と課題．第108回日本精神神経学会学術総会シンポジウム，2012

（荒井　宏）

E
総合病院での緩和ケアチーム

チームの目的

　緩和ケアとは，生命を脅かす疾患を抱える患者やその家族に対して，ひとりひとりの身体的問題，精神心理的問題，社会的問題，スピリチュアルな問題などのさまざまなつらさをやわらげ，生活の質（quality of life：QOL）を改善していくためのアプローチである．そして，緩和ケアチームとは，患者や家族のQOLの維持向上を実現するために，患者や家族が抱える全人的で多面的な問題に対して，主治医などと協働し，多職種がそれぞれの専門性に基づいてアプローチを行うとともに，関係者とチームメンバー全員で情報を共有し，共通の目標や方針を話し合い決定し実践していくチームである．さらには，病院内の緩和ケアの提供体制の整備，病院内や地域の医療従事者への支援や教育を行っていくことが期待されている．

1．わが国における緩和ケアチームのあゆみとその目的

　わが国において，患者のQOLの改善を図る取り組みは，当初，緩和ケア病棟で終末期のがん患者を対象に開始されたこともあり，いまだ，緩和ケアを終末期に提供されるケアと同義と考えている者も少なくない．しかし，現在では，緩和ケアについては「がんと診断された時からの緩和ケア」として，早期から適切な緩和ケアが提供されることが強く求められている．詳細については後述したい．
　わが国での緩和ケアに関する初めての診療報酬上の評価として，緩和ケア病棟での診療について，1990年に緩和ケア病棟入院料が設定された．その後，患者のQOLの向上を目指す医療は，緩和ケア病棟にとどまらず一般病棟に拡大していった．2002年から厚生労働省は，一般病床の入院患者に対して緩和ケアチームによる症状の緩和を目的とした医療を提供することについて，診療報酬で緩和ケア診療加算を設定し評価を行っている．この緩和ケアチームについての診療報酬の施設基準の最大の特長の1つは，緩和ケアチームに精神科医が参加することを義務づけていることにある（**表1**）[1]．緩和ケアは，疼痛等の身体的な苦痛のみならず，精神心理的苦痛もその対象としている．その精神心理的な苦痛に対するケアの中心的な役割を，精神科医が担っていくことを求めていることを示すものであり，緩和ケアへの精神科医の積極的な参加を促すメッセージでもある．
　緩和ケアチームの目的は，従来の状況を踏まえれば，病院内の医療従事者が抱えてい

表1 診療報酬における緩和ケアチームの施設基準(緩和ケア診療加算に関する施設基準の抜粋)

(1) 当該保険医療機関内に,以下の4名から構成される緩和ケアに係る専従のチーム(以下「緩和ケアチーム」という。)が設置されていること. 　ア 身体症状の緩和を担当する常勤医師 　イ 精神症状の緩和を担当する常勤医師 　ウ 緩和ケアの経験を有する常勤看護師 　エ 緩和ケアの経験を有する薬剤師 　なお,ア又はイのうちいずれかの医師及びエの薬剤師については,緩和ケアチームに係る業務に関し専任であって差し支えないものとする.
(2) 緩和ケアチームの構成員は,外来緩和ケア管理料に係る緩和ケアチームの構成員と兼任であって差し支えない. 　また,悪性腫瘍患者に係る緩和ケアの特性にかんがみて,専従の医師にあっても,緩和ケア診療加算を算定すべき診療及び外来緩和ケア管理料を算定すべき診療に影響のない範囲において,専門的な緩和ケアに関する外来診療を行って差し支えない.(ただし,専門的な緩和ケアに関する外来診療に携わる時間は,所定労働時間の2分の1以下であること.)
(3) (1)のアに掲げる医師は,悪性腫瘍患者又は後天性免疫不全症候群の患者を対象とした症状緩和治療を主たる業務とした3年以上の経験を有する者であること.
(4) (1)のイに掲げる医師は,3年以上がん専門病院又は一般病院での精神医療に従事した経験を有する者であること.
(5) (1)のア及びイに掲げる医師は,以下のいずれかの研修を修了している者であること.また,後天性免疫不全症候群の患者に対して緩和ケアに係る診療を行う場合には下記研修を修了していなくてもよい. 　ア がん診療に携わる医師に対する緩和ケア研修会の開催指針(平成20年4月1日付け健発第0401016号厚生労働省健康局長通知)に準拠した緩和ケア研修会 　イ 緩和ケアの基本教育のための都道府県指導者研修会(国立がん研究センター主催)等
(6) (1)のウに掲げる看護師は,5年以上悪性腫瘍患者の看護に従事した経験を有し,緩和ケア病棟等における研修を修了している者であること.なお,ここでいう緩和ケア病棟等における研修とは,次の事項に該当する研修のことをいう. 　ア 国及び医療関係団体等が主催する研修であること.(6月以上かつ600時間以上の研修期間で,修了証が交付されるもの) 　イ 緩和ケアのための専門的な知識・技術を有する看護師の養成を目的とした研修であること. 　ウ 講義及び演習により,次の内容を含むものであること. 　　(イ) ホスピスケア・疼痛緩和ケア総論及び制度等の概要 　　(ロ) 悪性腫瘍又は後天性免疫不全症候群のプロセスとその治療 　　(ハ) 悪性腫瘍又は後天性免疫不全症候群患者の心理過程 　　(ニ) 緩和ケアのためのアセスメント並びに症状緩和のための支援方法 　　(ホ) セルフケアへの支援及び家族支援の方法 　　(ヘ) ホスピス及び疼痛緩和のための組織的取組とチームアプローチ 　　(ト) ホスピスケア・緩和ケアにおけるリーダーシップとストレスマネジメント 　　(チ) コンサルテーション方法 　　(リ) ケアの質を保つためのデータ収集・分析等について 　エ 実習により,事例に基づくアセスメントとホスピスケア・緩和ケアの実践
(7) (1)のエに掲げる薬剤師は,麻薬の投薬が行われている悪性腫瘍患者に対する薬学的管理及び指導などの緩和ケアの経験を有する者であること.
(8) (1)のア及びイに掲げる医師については,緩和ケア病棟入院料の届出に係る担当医師と兼任ではないこと.ただし,緩和ケア病棟入院料の届出に係る担当医師が複数名である場合は,緩和ケアチームに係る業務に関し専任である医師については,緩和ケア病棟入院料の届出に係る担当医師と兼任であっても差し支えないものとする.
(9) 症状緩和に係るカンファレンスが週1回程度開催されており,緩和ケアチームの構成員及び必要に応じて,当該患者の診療を担う保険医,看護師,薬剤師などが参加していること.
(10) 当該医療機関において緩和ケアチームが組織上明確に位置づけられていること.
(11) 院内の見やすい場所に緩和ケアチームによる診療が受けられる旨の掲示をするなど,患者に対して必要な情報提供がなされていること.
(12) がん診療連携の拠点となる病院とは,「がん診療連携拠点病院の整備について」(平成26年1月1日健発0110第7号)に基づき,がん診療連携拠点病院の指定を受けた病院をいう. 　また,がん診療連携の拠点となる病院又は公益財団法人日本医療機能評価機構等が行う医療機能評価を受けている病院に準じる病院とは,都道府県が当該地域においてがん診療の中核的な役割を担うと認めた病院又は下記に掲げる公益財団法人日本医療機能評価機構が定める付加機能評価(緩和ケア機能)と同等の基準について,第三者の評価を受けている病院をいう. 　ア 緩和ケア病棟の運営方針と地域における役割を明確化 　イ 緩和ケアに必要な体制の確立 　ウ 緩和ケア病棟の機能の発揮 　エ 緩和ケア病棟における質改善に向けた取り組み 　オ 緩和ケア病棟におけるケアのプロセス 　カ 緩和ケアを支えるための病院の基本的な機能

〔厚生労働省:基本診療料の施設基準等及びその届出に関する手続きの取扱いについて.平成26年3月5日付け保医発0305第1号　厚生労働省保険局医療課長通知より引用〕

る緩和ケアに関する困難な問題を解決するために行うコンサルテーション活動といえる．しかし，今日の緩和ケアチームの役割の拡大を考慮すると，さらなる目的が追加されつつある．その新たな目的は2つある．1つ目は，病院内の緩和ケアに関する体制の整備である．そして2つ目であるが，先進的に取り組んでいる緩和ケアチームは，病院内にとどまらず，地域の医療機関に対するコンサルテーションも開始している．現在，がん診療連携拠点病院の緩和ケアチームの役割として，地域コンサルテーションの実施が求められつつあり，今後，これらについても目的として掲げ，取り組みを開始する緩和ケアチームが増加していくものと考えられる．

2. 緩和ケアとがん診療

緩和ケアは本来，その対象の疾患をがんに限定したものではない．心不全，慢性閉塞性肺疾患，神経筋疾患など，疾患の種類を問わず，すべての生命を脅かす病に直面する患者と家族に対して行われるものである．しかし，わが国においては，緩和ケアはがん対策とともに進められてきたこともあり，緩和ケアについてはがん医療を中心に語られることが多い．

がんは，わが国では1981年より死因の第1位となっている．がんが国民の健康にとって重大な課題となっていることから，2006年6月に「がん対策基本法」が成立した．この「がん対策基本法」の成立により，緩和ケアは大きな転換期を迎えた[2,3]．政府は，国全体のがん対策の方向性を定める「がん対策推進基本計画」を策定しているが，その中で緩和ケアを重点的に取り組むべき課題として位置づけている．2012年6月に「がん対策推進基本計画」は見直しが行われ，第2期基本計画が策定されたが，緩和ケアについては「がんと診断された時からの緩和ケアの推進」として，引き続き重点的に取り組むべき課題として位置づけられている．法律や基本計画をきっかけにして，緩和ケアは強く進められ，さまざまな新たな取り組みが開始されている．がん診療連携拠点病院における緩和ケア提供体制の見直しもその1つである[4,5]．

3. がん診療連携拠点病院の緩和ケアチームに求められる役割

地域でがん診療の中核の役割を担うがん診療連携拠点病院は全国に約400施設あるが，そのがん診療連携拠点病院では緩和ケアチームの設置が義務づけられており，実施すべき活動内容についても定められている（**表2**）[6]．診療報酬上での緩和ケアチームの施設基準には定められていない緩和ケアチームが担うべき役割について，がん診療連携拠点病院の緩和ケアチームの要件を紐解きながら解説する．

2001年から開始されたがんの拠点病院制度において，2006年からがん診療連携拠点病院に緩和ケアチームの設置が必須となり，2008年に行われた指定要件の見直しで緩和ケアチームの要件がより明確になった．そして，2014年に定められた現在の指定要件では緩和ケアチームが果たすべき役割が大きく拡大された．

表2　がん診療連携拠点病院に定められる緩和ケアチームの要件（がん診療連携拠点病院等の整備に関する指針の抜粋）

(1) 緩和ケアの提供体制
- ア　(2)の①に規定する医師及び(2)の②に規定する看護師等を構成員とする緩和ケアチームを整備し，当該緩和ケアチームを組織上明確に位置付けるとともに，がん患者に対し適切な緩和ケアを提供すること．
- イ　緩和ケアががんと診断された時から提供されるよう，がん診療に携わる全ての診療従事者により，以下の緩和ケアが提供される体制を整備すること．
    - i　がん患者の身体的苦痛や精神心理的苦痛，社会的苦痛等のスクリーニングを診断時から外来及び病棟にて行うこと．また，院内で一貫したスクリーニング手法を活用すること．
    - ii　アに規定する緩和ケアチームと連携し，スクリーニングされたがん疼痛をはじめとするがん患者の苦痛を迅速かつ適切に緩和する体制を整備すること．
    - iii　医師から診断結果や病状を説明する際は，以下の体制を整備すること．
        - a 看護師や医療心理に携わる者等の同席を基本とすること．ただし，患者とその家族等の希望に応じて同席者を調整すること．
        - b 説明時には，初期治療内容のみならず長期的視野に立ち治療プロセス全体について十分なインフォームドコンセントに努めること．
        - c また，必要に応じて看護師等によるカウンセリングを活用する等，安心して医療を受けられる体制を整備すること．
    - iv　医療用麻薬等の鎮痛薬の初回使用や用量の増減時には，医師からの説明とともに薬剤師や看護師等による服薬指導を実施し，その際には自己式の服薬記録を整備活用することにより，外来治療中も医療用麻薬等の使用を自己管理できるよう指導すること．
- ウ　緩和ケアががんと診断された時から提供されるよう，アに規定する緩和ケアチームにより，以下の緩和ケアが提供される体制を整備すること．
    - i　週1回以上の頻度で，定期的に病棟ラウンド及びカンファレンスを行い，苦痛のスクリーニング及び症状緩和に努めること．なお，当該病棟ラウンド及びカンファレンスには必要に応じ主治医や病棟看護師等の参加を求めること．
    - ii　がん疼痛をはじめとするがん患者の苦痛に対して，必要に応じて初回処方を緩和ケアチームで実施する等，院内の診療従事者と連携し迅速かつ適切に緩和する体制を整備すること．
    - iii　外来において専門的な緩和ケアを提供できる体制を整備すること．
        - ※1　なお，「外来において専門的な緩和ケアを提供できる体制」とは，医師による全人的な緩和ケアを含めた専門的な緩和ケアを提供する定期的な外来であり，疼痛のみに対応する外来や診療する曜日等が定まっていない外来は含まない．
        - ※2　また，外来診療日については，外来診療表等に明示し，患者の外来受診や地域の医療機関の紹介を円滑に行うことができる体制を整備すること．
    - iv　(2)の②に規定する看護師は，苦痛のスクリーニングの支援や専門的緩和ケアの提供に関する調整等，外来看護業務を支援・強化すること．また，主治医及び看護師等と協働し，必要に応じてがん患者カウンセリングを実施すること．
    - v　(2)の①に規定する専従の医師は，手術療法・化学療法・放射線治療等，がん診療に関するカンファレンス及び病棟回診に参加し，適切な助言を行うとともに，必要に応じて共同して診療計画を立案すること．

　緩和ケアチームが従来から行っている病院内の主治医等からの診療の中でのコンサルテーション活動に加えて，がん診療連携拠点病院では，先述したように病院内の緩和ケアの提供体制を整備することが明記されている．具体的には，がん患者の身体的苦痛や精神心理的苦痛，社会的苦痛等のスクリーニングを診断時から外来および病棟にて行うこと，スクリーニングされた苦痛に対して適切に対応する体制を整備すること，そして，スクリーニングの状況などの院内の緩和ケアにかかる情報を把握・分析し，評価することが挙げられる．それ以外にも，医師が診断結果や病状について説明するときには，看護師や臨床心理士と協力しながら，患者に十分な配慮を行いながら実施する体制を整備していくことなども求められている．今後，病院内のこれらの体制整備を，緩和ケアチームが主体となって進めていくことが期待されている．

　さらに，緩和ケアチームの病院外の地域に向けた活動として，緩和ケアに関する要請

表2(続き) がん診療連携拠点病院に定められる緩和ケアチームの要件(がん診療連携拠点病院等の整備に関する指針の抜粋)

また,(2)の①に規定する専任の医師に関しても,がん診療に関するカンファレンス及び病棟回診に参加することが望ましい.
vi 緩和ケアに係る診療や相談支援の件数及び内容,医療用麻薬の処方量,苦痛のスクリーニング結果など,院内の緩和ケアに係る情報を把握・分析し,評価を行うこと.
エ イ及びウの連携を以下により確保することとする.
i アに規定する緩和ケアチームへがん患者の診療を依頼する手順には,医師だけではなく,看護師や薬剤師など他の診療従事者からも依頼できる体制を確保すること.
ii アに規定する緩和ケアチームへがん患者の診療を依頼する手順など,評価された苦痛に対する対応を明確化し,院内の全ての診療従事者に周知するとともに,患者とその家族に緩和ケアに関する診療方針を提示すること.
iii がん治療を行う病棟や外来部門には,緩和ケアの提供について診療従事者の指導にあたるとともに緩和ケアの提供体制についてアに規定する緩和ケアチームへ情報を集約するため,緩和ケアチームと各部署をつなぐリンクナース(医療施設において,各種専門チームや委員会と病棟看護師等をつなぐ役割を持つ看護師のことをいう.以下同じ.)を配置することが望ましい.
オ アからエにより,緩和ケアの提供がなされる旨を,院内の見やすい場所での掲示や入院時の資料配布等により,がん患者及び家族に対しわかりやすく情報提供を行うこと.
カ かかりつけ医の協力・連携を得て,主治医及び看護師がアに規定する緩和ケアチームと共に,退院後の居宅における緩和ケアに関する療養上必要な説明及び指導を行うこと.
キ 緩和ケアに関する要請及び相談に関する受付窓口を設けるなど,地域の医療機関及び在宅療養支援診療所等との連携協力体制を整備すること.
(2)診療従事者
①専門的な知識及び技能を有する医師の配置
(1)に規定する緩和ケアチームに,専任の身体症状の緩和に携わる専門的な知識及び技能を有する医師を1人以上配置すること.なお,当該医師については,原則として常勤であること.また,専従であることが望ましい.
(1)に規定する緩和ケアチームに,精神症状の緩和に携わる専門的な知識及び技能を有する医師を1人以上配置すること.なお,当該医師については,専任であることが望ましい.また,常勤であることが望ましい.
なお,この場合の専任の要件の適用にあたっては,実際に身体症状の緩和を実施していることの他に,他の診療を兼任しながら,身体症状の緩和を実施する必要が生じたときには直ちにこれに対応できる体制をとっていること等も含め,その就業時間の5割以上,身体症状の緩和に従事している必要がある.
②専門的な知識及び技能を有する医師以外の診療従事者の配置
(1)に規定する緩和ケアチームに,専従の緩和ケアに携わる専門的な知識及び技能を有する常勤の看護師を1人以上配置すること.なお,当該看護師は公益社団法人日本看護協会が認定を行うがん看護専門看護師,緩和ケア認定看護師,がん性疼痛看護認定看護師のいずれかであること.
(1)に規定する緩和ケアチームに協力する薬剤師及び医療心理に携わる者をそれぞれ1人以上配置することが望ましい.当該薬剤師は一般社団法人日本緩和医療薬学会が認定する緩和薬物療法認定薬剤師であることが望ましい.また,当該医療心理に携わる者は財団法人日本臨床心理士資格認定協会が認定する臨床心理士であることが望ましい.

[厚生労働省:がん診療連携拠点病院等の整備について.平成26年1月10日付健発0110第7号 厚生労働省健康局長通知より引用]

および相談に関する受付窓口を設けるなど,地域の医療機関および在宅療養支援診療所等との連携協力体制を整備することも定められている.

　これらを実施していくことは,診療に追われている緩和ケアチームにさらに業務を追加することになり,通常の病院では対応をしていく余裕がないのが実情であろう.そのためには,緩和ケアチームのみで努力するのではなく,病院長などの幹部を含めて病院全体を巻き込んだ協力体制を作っていく必要がある.特に,苦痛のスクリーニングについては,緩和ケアチームのみで実施することは不可能である.スクリーニングを実施するためには病棟や外来の協力が必要であり,スクリーニング後の対応については主治医が一次的な対応を行い,困難なケースは緩和ケアチームが対応していく体制を整備していくことが不可欠である.

　このように,がん診療において緩和ケアは重要な医療として位置づけられている.緩

和ケアチームは，まず自分が所属している病院ががん診療連携拠点病院なのかどうかを確実に把握したうえで，病院や地域から期待されている役割を整理し，病院内外に対してどのような活動を行っていくべきかについて，検討していかなければならない．

2 メンバー構成

　緩和ケアチームのメンバーについては，診療報酬における施設基準（**表1**）とがん診療連携拠点病院における指定要件（**表2**）との間で，必須となるメンバーが異なる．したがって，自施設の緩和ケアチームがそろえるべき必須のチームメンバーについては必ず確認を行う必要がある．また，必須ではなくても緩和ケアチームが機能するために配置することが望ましいメンバーもいる．そのメンバーについては，厚生労働科学研究班がデルファイ変法を用いて作成した緩和ケアチームの基準などが参考になる[7,8]．

　緩和ケアチームの主要なメンバーは，身体症状の緩和を担当する医師（緩和ケア医），精神症状の緩和を担当する医師（精神科医），看護師，薬剤師である．さらに，臨床心理士，医療ソーシャルワーカーを緩和ケアチームに加えることが望ましく，リハビリテーション関連の医療従事者（理学療法士，作業療法士，言語聴覚士など），管理栄養士，歯科医師，歯科衛生士などとも積極的に連携していくことが望ましい．これらのチームメンバーの具体的な役割については次頁の表に示す．

3 運営方法

1．緩和ケアチームの活動内容

　緩和ケアチームの基本方針と臨床の活動内容については，先述した緩和ケアチームの基準によると以下のとおりである[7]．ただし，この基準は，緩和ケアチームが病院内で行う活動に限定しており地域に向けた活動を含めていないこと，この基準が作成された後に定められたがん診療連携拠点病院の新たな指定要件については考慮されていないことなどに注意する必要がある．

a．基本方針
　①病院内で勤務する医療従事者を対象としたコンサルテーションを行う．
　②依頼元の医療従事者と合意のうえ，必要に応じて患者・家族に直接ケアを行う．
　③患者・家族だけでなく，病院の特性や医療従事者のニーズに合わせて活動する．
　④緩和ケアチーム内および依頼元の医療従事者と話し合いのうえ，患者・家族のケア方針を決定する．

b．臨床の活動内容
　①主として症状緩和，精神的支援，意思決定の支援，療養場所の調整，家族への支

メンバー構成

メンバー	役割
身体症状の緩和を担当する医師 (緩和ケア医)	【診療報酬】必須 【がん拠点病院】必須 ・疼痛，呼吸困難，悪心・嘔吐，倦怠感などの身体症状の緩和を担当する ・病院により異なるが，チームへの依頼の窓口機能を果たし，主治医の診療の支援を担うことが多い ・多職種からなる緩和ケアチームにおいて，精神症状の緩和を担当する医師とともに，リーダーシップをとることも多い ・病院内の緩和ケアに関する教育やシステム整備について，リーダーシップをとることを期待されることもある
精神症状の緩和を担当する医師 (精神科医)	【診療報酬】必須 【がん拠点病院】必須 ・うつ病や適応障害，せん妄などの精神症状の緩和を担当する．加えて，怒りや否認などの対応が困難ながんに対する心理的反応への対応を行うことも多い ・患者・家族と医療従事者とのコミュニケーションに関してアドバイスを行ったり，病院内で教育を担当することもある
看護師	【診療報酬】必須 【がん拠点病院】必須 ・患者・家族の緩和ケアに関連するニーズを把握し，包括的なアセスメントを行う ・病棟スタッフなどからの情報を収集するとともに，病棟で実施すべきケアについて共有を行う ・患者・家族の心理的な支援に関する役割も大きく，主治医や病棟スタッフとともに意思決定支援にかかわることも多い ・病院内で緩和ケアに関する勉強会や，病棟での症例検討会などにかかわる機会も多い ・病院内での緩和ケアに関する実務者間での調整を担うことも少なくない
薬剤師	【診療報酬】必須 【がん拠点病院】配置が望ましい ・患者の薬物療法について，患者の状態を把握したうえで，薬学的視点で評価を行い，チームへの依頼者に対して，薬剤に関する提案を行う ・病棟に薬剤管理指導業務を担当している薬剤師が配置されている場合には，その薬剤師の活動を支援する ・薬剤部内で緩和ケアに関して指導的な立場に立つことも多く，教育にかかわる機会も多い
臨床心理士	【診療報酬】記載なし 【がん拠点病院】配置が望ましい ・患者・家族の心理的な反応に対して，精神科医と協働して，精神療法を実施する ・がんなどの生命を脅かす疾患を抱える患者やその家族においては，精神医学的には診断がつかない者であっても，カウンセリングを必要とするケースも多く，臨床心理士が活躍する場面は多い
医療ソーシャルワーカー (社会福祉士，精神保健福祉士)	【診療報酬】記載なし 【がん拠点病院】記載なし ・患者・家族の心理社会的な側面について評価を行い，生活に対する支援を行う．経済的な問題についての支援を行う機会が多いが，患者の社会的な役割の喪失に対する対応や家族への支援を行うことも多い．社会制度の利用を促すことも多く，自治体との連携も担う ・病院により異なるが，退院支援や転院調整を担当する場合は，関連機関との連携や調整を行うことも多い

援，終末期の諸問題への対応，医療従事者の支援を行う．

　②依頼元の医療従事者からの情報，患者の診察，家族との面談，診療録，種々の検査結果などに基づいて患者・家族を多面的にアセスメントし，推奨および直接ケアを行う．

　③アセスメントは，可能な限り標準化されたツールを用いて行う．

　④推奨および直接ケアは患者・家族の個別性に配慮し，可能な限り診療ガイドラインに基づいて行う．

　⑤アセスメント/推奨/直接ケアの内容は，診療録などに記載する．

　⑥推奨/直接ケアの結果についてフォローアップし，見直しを行う．

　⑦直接ケアを行う場合，その内容について患者・家族に説明し同意を得る．

　⑧必要に応じて，依頼元の医療従事者とカンファレンスをもつ．

　⑨定期的にカンファレンスを行うなど，緩和ケアチーム内でのコミュニケーションを図る．

　また，緩和ケアチームのより具体的な活動の内容については，日本緩和医療学会が作成した「緩和ケアチーム　活動の手引き　第2版」が参考になる[9]．

2. 緩和ケアチームによるコンサルテーション活動の留意点

　緩和ケアチームの臨床活動の中心は，コンサルテーションであることに留意する必要がある．患者にとって有益であるだけではなく，コンサルティ（相談する側）である主治医や病棟スタッフにとっても有益でなければ，緩和ケアチームの活動する場は少なくなっていくことであろう．そして，患者に提供するケアの最終責任者は主治医であり，ケアの方針の決定権は主治医や病棟スタッフが有していることを意識する必要がある．つまり，コンサルタント（相談を受ける側）である緩和ケアチームが可能なのは推奨や提案にとどまることが原則である．そのため，コンサルテーションを行ううえで以下の点に注意する必要がある[8]．

　①担当医・病棟スタッフ（看護師や薬剤師など）の治療や努力を否定しない．

　②担当医・病棟スタッフと患者の関係を崩さないようにする．

　③提案した治療やケアは担当医・病棟スタッフが最終判断するが，チームは問題解決の過程と結果を共有する．

　また，依頼者と緩和ケアチームが良好な関係を築くために必要なコミュニケーションへの配慮として「コンサルテーション・エチケットにおける10の原則」[9,10]というものが知られている．緩和ケアチーム活動を行ううえで，指針とすべき事項といえよう（**表3**）．

表3 コンサルテーション・エチケットにおける10の原則（抜粋）

1 何が問題かを明確にすること
2 緊急度を判断すること
3 自力で情報を収集すること
4 簡潔を心がけること
5 具体的であること
6 先を読むこと
7 相手の領分を尊重すること
8 教育をすること，ただし，気配りを忘れないこと
9 顔のみえる関係を作ること
10 推奨に責任をもつこと

[Meier DE, Beresford L：Consultation etiquette challenges palliative care to be on its best behavior. J Palliat Med 10：7-11, 2007．日本緩和医療学会：緩和ケアチーム活動の手引き第2版．（https://www.jspm.ne.jp/active/pdf/active_guidelines.pdf）より引用・抜粋]

3. 緩和ケアチームの運営方法

医療におけるチーム形態には，学際的チーム（interdisciplinary team）と多職種チーム（multidisciplinary team）の2種類があるが，緩和ケアチームについては前者のinterdisciplinary team が望ましいといわれている[11]．

multidisciplinary team とは，治療方針を決めるのは1人のリーダー（多くの場合は医師）であり，チームメンバーは専門性に応じて活動し，メンバー同士の援助や協力については，お互いが専門家として独立した立場で部分的なものに限られる．しかし，それぞれの職種の専門性に基づくチーム内の役割が明確であり，救急外来や手術室などでは有効な形態である．

一方，interdisciplinary team とは，メンバーの間にヒエラルキーは存在せず，メンバーは目標を共有し，問題の評価，方針の決定，計画の実行について相互に依存しながら相補的に行うチーム形態である．ケースや状況に応じて，それぞれのメンバーの役割をお互いに補いながら活動を行い，リーダーも1人ではなく，状況や課題により変化する．多彩なニーズや多様な問題を抱える患者・家族が対象となる緩和ケアについては適したチーム形態であるといえよう．

このように，緩和ケアチームのメンバーは専門性を活かしながらも，お互いの役割を状況に応じて分担し合いながら活動していく必要がある．緩和ケアチームによる活動について，それぞれの活動事項とチーム全体およびチームメンバーの役割について整理するが（108〜110頁の表），この表は原則的な考え方であり，これに縛られることなくメンバーの役割は流動的に変化するものであることを強調しておきたい．

4. 治療効果

医療チームによる介入が，単独での介入に比べてサービスの質や量を改善することは明らかである[12]．緩和ケアを必要とする患者や家族に，緩和ケアチームとしてかかわることの効果については，症状の改善[13〜16]，患者の満足や医療従事者間のコミュニケーションの改善，コストの削減などの効果も示されている[17,18]．わが国の緩和ケアチーム

の活動状況について調査を行った結果，多様なニーズに対して多彩なアプローチを行っていることが示されており[19]，患者・家族やコンサルテーションを行う主治医・病棟スタッフに対して，単独では実施が困難なアプローチを実現している．

また，緩和ケアチームが進行がん患者に早期にかかわることにより，患者のQOLの改善のみならず，生存期間が延長することが無作為化比較試験で示され[20]，全世界に強いインパクトを与えた．緩和ケアチームのどのような介入が患者の生存期間に影響を与えたのかについての解析が進められており[21, 22]，その要因の1つとして，緩和ケアチームによる患者の個別性を尊重した意思決定支援がよい影響を与えたのではないかと考えられている．

5 具体的な活動状況

わが国の緩和ケアチームの具体的な活動状況についてもっとも正確に把握することができるものは，日本緩和医療学会が実施している「緩和ケアチーム登録」であろう[23]．この緩和ケアチーム登録は，日本緩和医療学会が全国の緩和ケアチームを支援していくことを目指し，全国の病院の緩和ケアチームの活動実態について調査を行い，わが国の緩和ケアチームの活動内容を明らかにするために，2010年度から開始されたものである．全国の緩和ケアチームに調査の参加をよびかけ，任意での協力に基づくものであるが，これまでの登録施設数と依頼総件数は，2010年度が371施設，44,351件であったのに対し，2013年度は497施設，66,005件と参加施設数は着実に増加してきており，2014年度は2015年7月集計時点の数字として511施設，72,774件の登録があった．

一方，政府統計である医療施設調査によると，2011年には全国に緩和ケアチームが861施設で活動しているという報告もあり，日本緩和医療学会の緩和ケアチーム登録は全国の5〜6割程度の緩和ケアチームの活動に基づく調査結果であることに留意しておく必要がある．

2014年度（2015年6月1日集計時点）の緩和ケアチーム登録（440施設，63,256件）によると，緩和ケアチームへの年間の依頼件数の全国平均値は143.8件であり，都道府県がん診療連携拠点病院では282.5件，地域がん診療連携拠点病院では153.1件，非がん診療連携拠点病院では89.4件という状況であり，がん診療連携拠点病院の緩和ケアチームがより多くの依頼を受けていた．依頼のうち非がん患者の割合は，全国平均で2.9％であり，都道府県がん診療連携拠点病院で1.3％，地域がん診療連携拠点病院で3.1％，非がん診療連携拠点病院で4.0％であり，非がん診療連携拠点病院のほうがより多くの割合で非がん患者の対応をしていた．また，緩和ケアチームへの依頼内容は，疼痛がもっとも多く，成人患者の61％であった．精神症状の依頼は成人がん全体のうち35％であったが，都道府県がん診療連携拠点病院では48％である一方，非がん診療連携拠点病院では27％にとどまっていた．がん患者の依頼の時期は，成人がん全体では積極的ながん治療の終了後の割合がもっとも高かったが，都道府県がん診療連携拠点病院ではがん治療中の割合がもっとも高い状況であった（**表4**）[24]．

表4 日本緩和医療学会「緩和ケアチーム登録」による全国の緩和ケアチームの2014年度活動状況
（2015年6月1日集計時点現在）

緩和ケアチームへの依頼内容（複数回答）						
	成人がん				小児がん	非がん
	都道府県 がん拠点病院 n=46	地域 がん拠点病院 n=236	非がん 拠点病院 n=158	成人がん 全体 n=440	小児がん 全体 n=440	非がん 全体 n=440
患者数	12,632	34,878	13,532	61,042	361	1,853
疼痛	51.6%	63.4%	61.3%	60.5%	41.0%	51.1%
疼痛以外の身体症状	35.4%	44.2%	54.1%	44.6%	11.9%	30.7%
精神症状	48.1%	32.6%	26.7%	34.5%	36.6%	24.0%
家族ケア	10.5%	10.4%	13.5%	11.1%	61.2%	7.9%
倫理的問題	1.0%	1.7%	2.4%	1.7%	2.8%	3.7%
地域との連携・退院支援	5.9%	12.3%	12.8%	11.1%	4.2%	6.3%
その他	11.4%	9.7%	12.9%	10.8%	7.2%	7.5%
緩和ケアチームへのがん患者の依頼の時期						
	成人がん				小児がん	
	都道府県 がん拠点病院 n=46	地域 がん拠点病院 n=236	非がん 拠点病院 n=158	成人がん 全体 n=440	小児がん 全体 n=440	
診断から初期治療前	7.3%	7.8%	5.8%	7.3%	12.5%	
がん治療中	52.9%	39.7%	31.3%	40.6%	76.5%	
積極的がん治療終了後	39.7%	52.5%	62.9%	52.2%	11.1%	

［加藤雅志：緩和ケアチーム登録（2014年活動状況）の速報と今後の緩和ケアチーム登録の方向性について．第20回日本緩和医療学会学術大会発表資料，2015より一部改変］

　以上のように，わが国の緩和ケアチームの活動の現状としては，がん診療連携拠点病院と非がん診療連携拠点病院の間で緩和ケアチームの活動の状況が異なっていること，がん患者を主な対象としており，精神症状に対する依頼も施設によっては多く認めていることが示されている．緩和ケアチームが精神症状に対応できる体制を有していれば，それに応じて精神症状に関する依頼も増加するものと考えられ，施設によっては体制が不十分なために患者のニーズに対応できていない緩和ケアチームも存在していることが推測される．

　緩和ケアチームに精神科医の参加が必須となっていることに加え，がん診療連携拠点病院の指定要件において臨床心理士の参加が望ましいことが明記されたことからもわかるように，がん領域，特に緩和ケア領域において，精神科医や臨床心理士などの精神保健の専門家が参画することのニーズが高まっている．

　緩和ケア領域で求められる精神科医や臨床心理士の役割としては，いくつかの段階があると考えられる．

運営

イベント	チーム全体	チームメンバーのタスク	
		身体症状の緩和を担当する医師（緩和ケア医）	精神症状の緩和を担当する医師（精神科医）
緩和ケアチームへの診療依頼の対応	・病院内での緩和ケアチームへの依頼方法を定め，周知する ・緩和ケアチームへの依頼方法は施設によって大きく異なっており，依頼を出す側の負担が増えないようにしつつ，緩和ケアチームが対応できるシステムを定める	・主治医からの疼痛などの身体症状に対する依頼についての窓口機能を担当する	・主治医からの精神症状に対する依頼についての窓口機能を担当する ・依頼窓口を他職種が担っている場合は，精神症状についての見落としがないか評価を行う
診断と方針の決定	・依頼の内容や主治医の治療方針を確認しつつ，患者の状況などを把握したうえで，緩和ケアチーム内で方針を検討する ・依頼者と話し合いながら，患者とのかかわり方も含めて方針を決定する ・可能な限り，主治医の承諾のもとで患者を直接診察し，患者を全人的かつ包括的にアセスメントを行う	・多職種で構成される緩和ケアチームの中で，リーダーシップをとる役割を期待されることが多い． ・全人的にかつ包括的に患者をアセスメントし，チームの意見をとりまとめ，主治医などと方針を話し合う中心的な役割を担う	・精神症状，心理面の評価を行うとともに，精神科医が継続的にかかわる必要性があるかどうか検討する ・精神医学的には診断がつかないような状態であっても，情緒的なサポートを必要としてケースもあることに配慮する ・意思決定に関しての同意能力の有無，終末期の倫理的な問題についてのアドバイスを求められることもある
医療やケア，コンサルテーションの実施	・主治医のニーズに合わせて，継続的に患者を診察しながらかかわっていくのか，アドバイスのみにとどめるのか判断しながらかかわる ・依頼のあった患者の継続的な診療に加えて，定期的に病棟ラウンドや病棟カンファレンスを行い，緩和ケアに関するニーズを積極的に見出し，必要な支援を実施していく ・手術療法・化学療法・放射線治療など，がん診療に関するカンファレンスおよび病棟回診に参加し，適切な助言を行う ・緩和ケアチームの活動内容について評価を行い，改善計画を立案し実行する	・主治医に信頼される緩和ケアチームになるよう，緩和ケアに関する専門的な知識や技術を習得し，症状コントロールの専門家としての能力を高める ・ガイドラインに基づく診療を行うとともに，推奨の根拠として活用する	・精神症状のマネジメントとして，せん妄，うつ病，適応障害の対応やアドバイスを行うことは必須である ・向精神薬の使用に関する助言を行う．特に，鎮痛補助薬として使用する抗うつ薬や抗てんかん薬の使用についてアドバイスを求められることがある ・主治医が使用している制吐剤の副作用として出現するアカシジアの対応を求められることも少なくない
外来	・緩和ケア外来を設置するなど，外来においても専門的な緩和ケアを提供できる体制を整備する ・緩和ケア外来は定期的に実施するとともに，外来診療日を公開し，患者の外来受診や他院からの紹介受診が円滑にできるようにする	・主治医が対応困難な疼痛などの身体症状に対して，専門的な緩和ケアを提供する ・全人的に複雑な苦悩を抱えている患者に対して，包括的なアセスメントに基づいて，患者・家族のQOLの向上を目指したアプローチを行う ・病院内の患者のみならず，地域の他の医療機関で改善が困難なケースについて，専門家として対応を行うことが求められている	・病院内外の緩和ケアを必要とする患者・家族の精神症状について，対応する ・外来では特に，主治医の診療科で行われた，がんの診断，再発の告知などのBad News後の心理的危機的状況にある患者の対応を行うことが多い ・その他にも，再発不安に悩むがんサバイバーの苦悩への対応，家族や遺族への対応などがんに伴うさまざまな精神心理的問題に対応が求められる

方 法

チームメンバーのタスク			
看護師	薬剤師	臨床心理士	医療ソーシャルワーカー（社会福祉士，精神保健福祉士）
・看護師などのメディカルスタッフからの緩和ケアに関する相談の窓口となることが多い ・施設によっては，診療科からの依頼窓口となることもある ・看護アセスメントを行い，特に症状や医療処置が患者・家族に与えている影響について評価を行う ・病棟や外来の看護師などから情報を収集し，緩和ケアチームの方針決定に活用する ・患者・家族のもっとも身近にいる存在として，患者・家族の意向や価値観を積極的に把握し，必要に応じて方針決定に反映させる	・病棟薬剤師など，病院内の他の薬剤師からの相談対応を行うことも多い ・薬学的視点に基づいて，処方されている薬剤の適切性を判断し，患者に最適な薬物療法を提案する	・精神科医と協働して，緩和ケアチームに依頼のあったケースについて，精神心理的な側面についての見落としがないか評価を行う ・精神科医と協働して，精神心理的な側面についての評価を行う ・特に心理面の評価を行い，カウンセリングなどの介入の必要性について検討する	・地域連携，経済的な問題，社会的な問題についての相談窓口となる ・患者・家族の心理社会的な側面について評価を行う．特に，患者・家族が疾病を抱えることで社会生活にどのような影響が生じているのか評価を行う
・病棟看護師と患者・家族との関係性を重視しながら，緩和ケアチームの看護師が患者・家族とどのようにかかわるか定めたうえで，必要な支援を行う ・緩和ケアチームの看護師が，病院内の関係者をつなぎ，調整役を担うことが少なくない	・医療用麻薬などの緩和ケア領域に関係する薬剤の初回使用や用量の増減時などに，病棟薬剤師と連携しながら服薬指導を行う ・処方された薬剤の効果や副作用について積極的に評価を行う	・精神科医と連携しながら，心理的な問題の改善を目指して精神療法の実施，リラクゼーション法などの指導を行う ・がんの告知後など，通常の心理反応内であっても心理的支援を必要とする者は少なくなく，カウンセリングのニーズは多い	・心理社会的な問題を解決することができるよう支援を行う ・経済状況，就労，就学，家族などの社会生活の状況に応じた社会制度や社会資源を利用できるよう調整する ・療養先の選定など，地域との医療連携についての調整を行う
・主治医が行う病状説明の同席と，説明後のフォローを行う ・緩和ケア医とともに，定期的に患者にかかわり，包括的にアセスメントを行いながら支援を行う ・専門的な緩和ケアの提供に関する調整など，外来の看護業務の支援を行う	・医療用麻薬などの使用を自己管理できるよう指導を行う ・処方された薬剤の効果や副作用について積極的に評価を行う	・主治医が行う病状説明の同席と，説明後のフォローを行う ・精神科医とともに，精神心理的な問題を抱える患者に対してカウンセリングを実施する	・がん医療を代表的な例として，医療は入院から外来を中心とするように変化しており，外来通院中に終末期の療養場所を選定する機会が増え，その役割を担うことが多い ・心理社会的な問題を解決することができるよう支援を行う

（次頁に続く）

(続き)

イベント	チーム全体	チームメンバーのタスク	
		身体症状の緩和を担当する医師（緩和ケア医）	精神症状の緩和を担当する医師（精神科医）
病院内の体制整備，教育	・病院内で統一した症状のアセスメントツールの導入，スクリーニングの実施とその後の対応体制の整備，緩和ケアに関するマニュアルの整備に取り組む ・病院全体での緩和の実施状況について，スクリーニングの結果や医療用麻薬の処方状況などに基づいて評価を行い，改善計画を立案する ・患者や家族に緩和ケアの情報を提供するために，病院内の掲示や資料配布の体制について検討を行う	・緩和ケアに関する専門家として，病院内の体制整備や教育について，リーダーシップをとる役割を期待されることが多い ・疼痛などの身体症状のスクリーニングの実施，アセスメントツールの導入，対応マニュアルの整備に積極的にかかわる ・医師を中心とした医療従事者の緩和ケアに関する教育に取り組む	・不安・抑うつ，せん妄のスクリーニングの実施，アセスメントツールの導入，対応マニュアルの整備に積極的にかかわる ・精神症状に関する教育に取り組む
地域への対応	・地域の医療機関や在宅療養支援診療所などからの緩和ケアに関する相談を受け付ける窓口を設置するなど，地域との連携協力体制を整備する ・地域の緩和ケアに関する関係者と連携協力体制について話し合うカンファレンスなどを定期的に開催する ・地域の医療福祉従事者を対象とした緩和ケアに関する教育の場を提供する ・地域の住民に対して，緩和ケアに関する普及啓発を行う	・地域の医療福祉従事者からの緩和ケアに関する相談に対行う ・許容されるのであれば，地域の医師の診療や看護師の訪療やケアを行うとともに実地での教育にも取り組む	

①精神医学や心理学の専門家としての知識・技術の提供や実践

②コンサルテーション・リエゾンに関する専門的な知識・技術の提供や実践

③緩和ケアを含めたがん医療における精神医学（精神腫瘍学，サイコオンコロジー）に基づく専門的な知識・技術の提供や実践

①は，精神科医や臨床心理士であれば習得していることが求められる精神症状の評価，治療についての知識や技術である．

②については，①に加え，身体疾患を有する患者への対応，関連する診療科との連携，チーム医療に関する知識などに基づく専門的な医療の実践が求められる．

③については，さらに，がんという疾患の特性を理解したうえで，専門的な知識に基づく多様な役割の実践が期待されている．基盤的な知識として，がん治療や緩和ケアに関する知識とがん患者の経過に関する知識をもつ必要がある．さらに，がん患者にみられる心理的反応や精神症状，がん患者とのコミュニケーション，家族へのケア，鎮静を含めた終末期の問題や倫理的な問題，意思決定能力の判断，意思決定の支援，燃え尽き

チームメンバーのタスク			
看護師	薬剤師	臨床心理士	医療ソーシャルワーカー(社会福祉士,精神保健福祉士)
・緩和ケアチームと各部署をつなぐリンクナースを配置し,連携を図る ・症状に関するスクリーニングの実施など,病院全体の緩和ケアに関する実務的な調整役を担うことが少なくない ・病院全体の緩和ケアの実施状況を把握し,改善に向けた取り組みについて考案することが求められることもある ・看護師を中心に,病院内での緩和ケアに関する教育を担う	・病院内のオピオイド処方のチェック体制を作る ・薬剤部内,病院全体に対して,緩和ケアの薬物療法に関する教育の機会を設ける	・精神科医と連携を図りながら,病院内の医療従事者に対して,精神心理的な問題に関する教育を行う	・患者・家族が必要とする社会制度を円滑に活用できるよう相談窓口を設置するとともに,病院内の医療従事者に対する教育の機会を作る
応じ,必要なアドバイスを 訪問看護に同行し,必要な診	・地域の薬剤師との連携体制を構築し,情報交換や教育の機会を設ける	・精神科医と連携を図りながら,地域の医療福祉従事者に対して,精神心理的な問題に関する教育を行う	・地域の医療機関などとの連携体制を構築する ・地域の緩和ケア病棟や在宅緩和ケアが提供できる診療所等のマップやリストなどを作成し,患者・家族に地域の緩和ケア提供体制について情報提供を行う

症候群をはじめとしたスタッフに対するケア,スタッフに対する教育,チームのコーディネートなどの役割が求められることもある.特に,通常の精神科診療ではみられないような,がんの罹患や進行に伴う正常の範囲内での心因反応への対応についてのニーズは多い.がんの経過の中で患者が経験するBad News(患者の将来への見通しを根底的に変えてしまう知らせ)のタイミングと精神心理的負担について熟知し(**図1**),依頼をしてくる主治医やスタッフが感じている困難感についても汲み取りながら,患者・家族への支持的な対応や医療従事者への教育を丁寧に行っていくことは,緩和ケアチームの精神科医や臨床心理士の必須事項といえる.

緩和ケア領域における精神科医や臨床心理士などの基本的な態度として,共感的・支持的な態度であること,患者や家族のQOL・価値観・個別性を尊重することは,普遍的に求められることであろう.

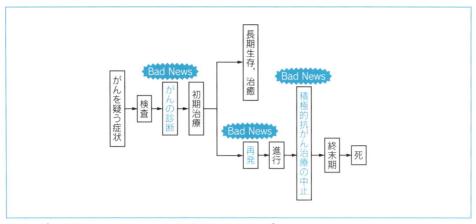

図1　がんの経過とBad Newsを経験するタイミング
がん患者は，がんの経過の中で，普段の生活では経験しないBad News(将来への見通しを根底的に変えてしまう知らせ)を伝えられ，大きな精神心理的負担を経験している．

6 まとめ

　がん医療や緩和ケアの領域での精神科医や臨床心理士に期待される役割は今後も増加していく．より多くの精神科医や臨床心理士がこの領域の医療に関心をもち，がん患者やその家族などの緩和ケアを必要とする者が適切な医療を受けることができる施設体制や地域を関係者が連携して整備していく必要がある．すべての者が質の高い療養生活を送ることができる社会が構築されることが望まれており，一日でも早く実現することを強く願うものである．

文献

1) 厚生労働省：基本診療料の施設基準等及びその届出に関する手続きの取扱いについて．平成26年3月5日付け保医発0305第1号　厚生労働省保険局医療課長通知
2) 加藤雅志：がんと緩和ケア．腫瘍内科 3：570-577, 2009
3) 加藤雅志：がん対策基本法を受けて変わりつつあること―今後の緩和ケアを見つめて―．緩和医療学 11：301-302, 2009
4) 加藤雅志：がん診療連携拠点病院整備の進捗と第二期への展望．保健医療科学 61：549-555, 2012
5) 加藤雅志：地域における緩和ケア―行政の動向と試み―．保健の科学 55：225-229, 2013
6) 厚生労働省：がん診療連携拠点病院等の整備について．平成26年1月10日付健発0110第7号　厚生労働省健康局長通知
7) 「がん医療の均てん化に資する緩和医療に携わる医療従事者の育成に関する研究」班：緩和ケアチームの基準．(http://kanwaedu.umin.jp/baseline/)
8) Sasahara T, Kizawa Y, Morita T, et al.：Development of a standard for hospital-based palliative care consultation teams using a modified delphi method. J Pain Symptom Manage 38：496-504, 2009
9) 日本緩和医療学会：緩和ケアチーム活動の手引き第2版．(https://www.jspm.ne.jp/active/pdf/active_guidelines.pdf)
10) Meier DE, Beresford L：Consultation etiquette challenges palliative care to be on its best behavior. J Palliat Med 10：7-11, 2007
11) Crawford GB, Price SD：Team working：palliative care as a model of interdisciplinary practice. Med J Aust 179(6 Suppl)：S32-34, 2003
12) Lemieux-Charles L, McGuire WL：What do we know about health care team effectiveness？ A review of the literature. Med Care Res Rev 63：263-300, 2006
13) Jack B, Hillier V, Williams A, et al.：Hospital based palliative care teams improve the symptoms of cancer patients. Palliat Med 17：498-502, 2003
14) Morita T, Fujimoto K, Tei Y：Palliative care team：the first year audit in Japan. J Pain Symptom Manage 29：458-465, 2005
15) Higginson IJ, Evans CJ：What is the evidence that palliative care teams improve outcomes for cancer patients and their families？ Cancer J 16：423-435, 2010
16) Elsayem A, Swint K, Fisch MJ, et al.：Palliative care inpatient service in a comprehensive cancer center：clinical and financial outcomes. J Clin Oncol 22：2008-2014, 2004
17) Gade G, Venohr I, Conner D, et al.：Impact of an inpatient palliative care team：a randomized controlled trial. J Palliat Med 11：180-190, 2008
18) Morrison RS, Penrod JD, Cassel JB, et al.：Cost savings associated with US hospital palliative care consultation programs. Arch Intern Med 168：1783-1790, 2008
19) Sasahara T, Watakabe A, Aruga E, et al.：Assessment of reasons for referral and activities of hospital palliative care teams using a standard format：a multicenter 1000 case description. J Pain Symptom Manage 47：579-587, 2014
20) Temel JS, Greer JA, Muzikansky A, et al.：Early palliative care for patients with metastatic non-small-cell lung cancer. N Engl J Med 363：733-742, 2010
21) Greer JA, Pirl WF, Jackson VA, et al.：Effect of early palliative care on chemotherapy use and end-of-life care in patients with metastatic non-small-cell lung cancer. J Clin Oncol 30：394-400, 2012
22) Yoong J, Park ER, Greer JA, et al.：Early palliative care in advanced lung cancer：a qualitative study. JAMA Intern Med 173：283-290, 2013
23) 日本緩和医療学会：緩和ケアチーム登録．(http://www.jspm.ne.jp/pct/)
24) 加藤雅志：緩和ケアチーム登録(2014年活動状況)の速報と今後の緩和ケアチーム登録の方向性について．第20回日本緩和医療学会学術大会発表資料．2015

〔加藤雅志〕

F
救命救急センターでの精神科医療チーム

 チームの目的

　救命救急センターにはさまざまな精神医学的問題を抱えた患者が受診しており，精神科的な対応を必要とする場面が多々ある（**表1**）．筆者が勤務する東海大学医学部付属病院では，2012年7月から2013年6月までの1年間で当院救命救急センターに受診した患者の中で，精神科併診となった患者は690人であった．中でも自殺は近年深刻な社会問題となっており，2012年以降は減少傾向ではあるが，それでも年間約3万人もの人が自殺のため命を落としている．自殺は2013年度の国内の死因別の順位で7位であり，15～19歳の青年期における死亡原因ではもっとも多く，1位に位置づけられている．

　自殺企図患者は，初期対応としての身体管理を精神科病院で行うことが困難であり，ほとんどの場合は救命救急センターに搬送される．自殺企図患者に対する評価と対応は，救命救急センターでの精神科的問題の中心である．また，救急医療現場ではせん妄も大きな問題となる．急激な環境の変化や身体疾患，身体損傷などが誘因となりせん妄を合併することが多く，救命救急センターの15～20％の患者にせん妄が合併するとの報告もある[1]．せん妄を合併することで入院期間の長期化や死亡率の上昇などを認め，また病棟管理においても困難となる要因の中の1つである．その他，精神科通院歴のある患者に加えて，通院歴のない患者でも身体疾患や外傷などで緊急入院となり，抑うつ気分，不安，焦燥や不眠などの精神症状を認めることをしばしば経験する．統合失調症やパーソナリティ障害，アルコールや薬物依存，認知症などによる精神運動興奮や暴力行為などの問題行動は，身体治療に大きな支障をきたすだけでなく，医療スタッフが危険にさらされる可能性もある．このように救命救急センターではさまざまな場面で精神医学的な評価や対応が必要であることが多く，安全で円滑な身体治療を行うために精神科医療チームの果たす役割は大きい．

　救命救急センターでの精神科医療チームのもっとも重要な役割は，「安全で円滑な身

表1　救命救急センターで対応する主な精神疾患・症状

・自殺企図	・せん妄	・抑うつ気分
・不安	・焦燥	・不眠
・統合失調症	・パーソナリティ障害	・アルコール・薬物依存
・認知症	・うつ病	・パニック障害　　など

メンバー構成

施設名	メンバー	役割
救命救急センター	精神科医	・患者の精神医学的な評価，身体面での医学的評価 ・精神療法や薬物療法などの直接的な治療 ・退院後の方針の決定
	リエゾン精神看護専門看護師	・患者の看護ケア ・医療スタッフへのメンタルケア
	精神保健福祉士	・医療保険や社会的，経済的な問題についての相談 ・転院調整
	臨床心理士	・心理検査と心理カウンセリング

体管理を行うために救命救急医や病棟スタッフをサポートすること」である．救命救急センターではあくまで身体治療が最優先であり，患者の病棟適応を第一に考えて精神科医療チームは活動を行う．救命救急センターでの入院期間は数日から数週間と短く，患者に対する心理療法や家族療法などの精神科治療を行うには期間が短い．そのため，まず精神科医療チームは精神医学的な評価やその患者の問題点の整理を十分に行うとともに，身体治療が終了した時点で適切な精神科治療に結びつけるために外来通院や精神科病院への転院の調節を行う．特に自殺企図患者は，身体治療が終了しても精神科治療を継続しなければならず，適切な評価と今後の精神科治療についての調整が必要となる．また，救命救急センターでは精神科病院とは異なり，閉鎖病棟や保護室がなく，興奮したり暴れたりする患者を他の患者と同じ一般病室で管理しなければならない．そのため精神科医療チームは，鎮静のための適切な薬物療法に加えて，興奮する患者への対応を病棟スタッフに助言し，患者が安全に入院加療を進められるように調整を行う．特に問題となるのは，ベースにある精神疾患や酩酊状態，薬物の使用などで興奮や暴力行為を認める患者，自傷行為や自殺企図後で帰宅願望が強い患者，認知症で安静が保てない患者などである．そのような患者に対して適切な精神医学的な評価を行い，専門知識をもとにその対応を統一し安全に入院管理を行えるようにマネジメントすることが，救命救急を担当する精神科チームの主たる目的である．

メンバー構成

救命救急センターでの精神科医療チームのメンバーは，主に精神科医，リエゾン精神看護専門看護師（以下リエゾン看護師），精神保健福祉士，臨床心理士から構成される（本頁の表参照）．

1. 精神科医

まず精神科医は，精神科医療チームのリーダーとしてチームの方向性を示し，チーム

の構成員をマネジメントする役割が期待されている．救急チームの精神科医は，患者の精神医学的な評価だけでなく身体面での医学的評価を行い，それぞれの職種の役割を把握しその意見をまとめ，今後の方針を決定する．また，患者に対しては精神療法や薬物療法などの直接的な治療を行う．救命救急センターでは精神運動興奮，せん妄，不眠や抑うつなど精神医学的な薬物療法を必要とする場面を頻繁に経験するが，身体的に重症である場合が多く，身体状況を考慮して慎重に薬剤を選択する必要がある．

2. リエゾン看護師

　リエゾン看護師は，看護知識に加えて精神看護や精神科治療の専門知識を有しており，両方の観点から患者にアプローチする．精神医学的な問題を抱える患者は，病棟での管理が問題となるケースも多く，リエゾン看護師は看護スタッフと精神科医療チームとの橋渡しの役割も担う．また，精神医学的な問題を抱える患者に対しては，患者への直接的な心理的支援のみならず，家族への支援も大切である．たとえば，自殺企図や自傷行為を繰り返す患者の家族は，患者の身体状況に対する不安と，患者の抱える精神疾患に対する長期にわたる不安から疲弊していることも多く，家族から適切な情報を聴取するとともに家族に対して心理的支援を行う必要がある．さらに，医療従事者へのメンタルケアもリエゾン看護師の重要な仕事の1つである．患者に長時間密接にかかわるのは病棟の看護師であるが，救命救急センターの看護師は，重篤な身体疾患や事故などによる外傷患者など身体的重症度の高い患者の集中治療とともに，自殺企図や自傷行為で入院となった患者とかかわることに葛藤を感じることがあり，当該患者への対応は大きなストレスとなる．このような病棟看護師に対して，自殺企図や自傷行為を行う患者の精神病理や苦悩，家族背景や社会的背景を理解してもらうことや，時には病棟看護師の思いを傾聴し支持的に接することで，病棟看護師の心理的ケアを行うこともリエゾン看護師の重要な役割である．

3. 精神保健福祉士

　精神保健福祉士の役割は，医療的な側面だけでなく，社会的な側面からも患者に対して支援を行うことである．精神疾患を抱える患者は，相対的に不利な生活環境や経済状況に置かれがちである．特に自殺企図患者はその背景に社会的問題を抱えていることが多く，経済苦や家族と疎遠でありキーパーソンが不在のケースや地域福祉との連携を必要とするケースなどさまざまな場面で精神保健福祉士が介入する必要がある．たとえば，経済苦で自殺企図にいたったケースで精神科医療チームが介入する場合，精神医学的な評価や精神科治療，入院中の患者へのかかわり方など，精神症状に対するアプローチだけでは不十分である．精神保健福祉士による介入は，地域福祉との連携を構築し，社会資源の利用につながり，自殺再企図の予防に資すると考えられる．また，救命救急センターでの身体治療が終了した後に精神科治療の継続が必要な場合

も多く，救命救急センターを退院後に精神科への外来通院や，場合によっては精神科病院への転院を調節することも精神保健福祉士の重要な役割である．

4. 臨床心理士

　臨床心理士の役割は，心理学に基づく知識や技術を用いて患者にアプローチすることであり，より心理的な側面から患者の問題にアプローチする．臨床心理士は，患者の問題を面接や心理検査によって明らかにし，自己理解や支援のための心理アセスメントを行い，心理カウンセリングや心理療法といわれる心理面接を行うことで心理的な問題の克服や軽減に向けて支援を行う．救命救急センターでは，精神疾患を抱えた患者に加えて，自殺企図患者や重篤な身体状況より抑うつ症状を訴える患者などへの心理的支援が中心となる．特に自殺企図患者に対しては，救命救急センターから退院した後も長期にわたり心理的，社会的支援を継続していく必要があるが，救命救急センターでの急性期治療期間は短期間であり，面接時間が十分にとれない．そのため，救急現場での心理面接のみで，患者が極端な認知の修正や再構築，行動の変容にいたることは難しく，臨床心理士の救急現場での役割としては，支持的，共感的に接することで患者が自殺企図にいたった苦悩を表出できるように努めることが肝要である．すなわち，臨床心理士は限られた時間内に患者との信頼関係を構築し，心理面接により患者の精神状態を適切に評価し，患者への今後の支援についてのアセスメントを行うことが重要である．実際の救急現場では，精神科医は外来業務や他の入院患者への対応もあり，長時間の面接時間を確保することが難しいこともしばしばあり，臨床心理士から得た情報をもとに総合的に精神医学的評価を行う．当院救命救急センターの精神科医療チームにも臨床心理士が常時配属されており，自殺企図患者は可能な限り全例において臨床心理士が心理面接を行っている．

3 運営方法

1. 具体的な運営方法

　具体的な運営方法や活動内容を118頁の表に示す．救命救急科からの診療依頼を受けると，まず依頼内容を確認し，患者と家族と面接を行う．患者と面接し，身体的な状況を把握し，精神医学的評価を行い精神科医療チームとしての治療計画を立て今後の治療方針を決定する．実際の治療場面では，各職種の役割により患者や家族とのかかわり方は異なり，118頁に示したように多面的にアプローチする．身体加療が終了した時点で，精神医学的問題に対して外来通院が必要かどうかを検討する．一方，精神科病院での入院加療が必要と判断した場合は，当該患者にふさわしい転院先を決め，紹介状や看護要約を作成するなどの転院調節を行う．

　また，依頼となった患者が自殺企図か非自殺企図かで精神科医療チームの対応は大き

運営

イベント	チーム全体	チームメンバーのタスク
		精神科医
診断と治療方針の決定	・主治医科からの依頼内容の確認(自殺企図か非企図かの確認) ・診断,治療方針に関係しそうな情報収集と情報の共有 ・精神科医療チームの治療計画書の作成(開始時)	・精神医学的診察 ・精神医学的評価と診断・治療方針の決定 ・家族機能の評価と家族の心理的サポート
治療,ケア,相談の実践	・精神科医療チームの治療評価書の作成(毎週) ・精神科医療チームのカンファレンスの開催(週1回程度) ・必要に応じて病棟全体カンファレンスの開催提案と参加	・精神科薬物療法 ・個人への支持的精神療法,問題解決技法 ・上記について他の職種と協議 ・家族の心理面のケア
退院,転院	・外来通院,転院のマネジメント	・自施設通院の場合:再診予約 ・他施設通院もしくは転院の場合:情報提供のための紹介状の作成
外来通院		・精神科外来での継続加療

く異なる.前述したように自殺は深刻な社会問題であり,自殺企図はその10倍にもなるといわれており,当院でも年間約200〜300人前後の自殺企図の入院患者に対応している.自殺企図患者の身体加療は,単科の精神科病院では困難な場合が多く,ほとんどの自殺企図患者の初期対応は救命救急施設で行われる.とりわけ自殺企図の場合,身体治療を行う救命救急医よりも精神科医療チームがかかわる比重が大きくなり,退院後の方針も精神科医療チームが判断する.自殺企図への対応は,自殺の再企図が切迫している場合も多く,非企図の場合と比べてより迅速に対応する必要がある.患者への対応はもちろん,危機に瀕した家族への対応もできるだけ早期に行い,問題点を整理し,自殺再企図防止のための治療方針を決定することが重要である.

2. 自殺企図患者への対応

次に,主に自殺企図患者への精神科医療チームの対応について職種ごとに説明する.

a. 精神科医

精神科医がまず行う精神医学的評価は,患者や家族との面接により,そもそも自殺企図か否かの評価を行い,そのうえで企図手段,計画性などから自殺念慮の強さを評価する.そして,自殺再企図のリスク評価も行うが,その中で特に精神疾患の罹患(特にうつ病)と自殺企図歴は自殺既遂の重要なリスク要因であり必ず確認する.

救命救急センターでの急性期の治療期間は数日から数週間であることが多く,自殺企図へいたる要因となった抑うつ症状,認知の偏り,衝動性などの精神医学的な問題や,

方　　法

チームメンバーのタスク		
リエゾン精神看護専門看護師	精神保健福祉士	臨床心理士
・精神看護アセスメントとケアの方針決定	・本人の医療保険や社会的，経済的な問題についての確認 ・生活状況の確認 ・家族状況の把握	・心理面接による評価 ・心理検査による評価
・患者への精神看護ケア ・病棟看護師の患者への対応に関する相談 ・病棟看護師の心理的ケア ・家族の心理面のケア	・経済的な問題の相談 ・利用可能な社会資源の紹介 ・家族への連絡や経済的な問題の相談 ・地域の社会的支援へのつなぎ	・心理カウンセリングや心理療法 ・問題点の整理
・看護サマリーの作成	・経済的な問題の相談 ・地域の社会的支援へのつなぎ ・転院先の選定，依頼	・問題点の整理 ・入院中の面接内容のまとめ，精神科医への申し送り
	・経済的な問題の相談 ・地域の社会的支援へのつなぎ	・心理カウンセリングや心理療法の継続

　背景となる家族関係や社会的，経済的問題をすべて解決することは現実的には困難である．そのため，まず何が問題で自殺企図にいたったのかを考察し，精神科医は精神症状についての評価を慎重に行う必要がある．そして，たとえば，精神病症状として幻聴に左右されている場合や被害関係妄想から自殺企図にいたった場合などは，身体状況を考慮しながら薬物療法を開始する．さらに，自殺企図の場合は家族への対応も重要である．患者の自殺企図を目の当たりにした家族は動揺し，混乱していることも多いため，家族の精神的負担を考慮しつつ対応する必要がある．そのうえで患者の精神症状や精神医学的診断などの理解を家族に促し，今後の精神科治療に協力してもらうよう家族に説明することは精神科医のきわめて重要な役割である．また身体的な重症度と自殺念慮や抑うつ気分，幻覚妄想などの精神症状としての重症度が必ずしも相関しているわけではなく，身体的には軽症であっても精神症状としては重症であることも少なくない．特に自殺企図患者では，身体治療が終了しても自殺念慮や抑うつ気分が重度であり，精神科医療チームが自宅退院は難しいと判断した場合，迅速に精神科病院への転院を進める必要がある．救命救急センターで身体治療が終了した患者の長期間の入院継続は困難なため，精神科医は常に身体治療の状況を把握しておく必要があり，救命救急医と精神科医間の円滑な連携は必須である．

b．リエゾン看護師

　リエゾン看護師は，患者の精神看護ケアや家族の心理面のケアに加えて，精神医学的問題を抱えた患者の病棟での対応を安全に行うために，看護スタッフとカンファレンスを行い，精神医学的な知識を共有し対応の統一を図る．特に自殺企図患者への対応

には，入院中に自殺再企図や自傷行為などが行われないように細心の注意を払う必要がある．自殺企図患者の病室はできるだけ看護スタッフの目の届く場所にすること，自傷の手段となるものが近くにないように環境を整えること，患者の精神状態に変化がないかを常に観察することなどが重要である．また，自殺企図や自傷行為を繰り返し，訴えの多い患者に対しては，携帯電話の使用や喫煙の要求など，入院環境や病棟内でのルールなどが問題になることがあり，事前に病棟内でできることとできないことを患者に説明し，看護スタッフとも対応を話し合い統一しておく必要がある．そのような患者への対応が統一されていないと，看護スタッフ側が患者の意に振り回されたり，看護スタッフ間で患者や精神科医療チームに対して陰性感情が生じることもあるため，リエゾン看護師は，安全に入院管理を継続するために看護スタッフに精神看護や精神症状の知識を広め，対応を統一し構造化していくことが必要となる．救命救急センターの集中治療室では，身体的重症度の高い患者の看護ケアと自殺企図患者の看護ケアを通常同時に行う．その中で自らの意思で受傷し入院となった患者に対して，経験の少ない看護スタッフの間で陰性感情が生まれてしまうこともしばしばあり，医療事故につながる可能性もある．自殺企図患者の看護ケアをより安全に行うためには，精神医学的な知識や自殺企図にいたるまでの患者の苦悩などを看護スタッフとも共有し，時には看護スタッフの心理的ケアを行っていくことが重要であり，リエゾン看護師には運営上そのような役割も期待される．

c. 精神保健福祉士

　精神保健福祉士は，精神科医療チームに患者が依頼されると，まず本人と家族に医療保険や経済状況，生活環境，家族関係などについて確認する．特に自殺企図患者では社会背景が複雑であり，より早期の迅速な介入が必要となる．自殺企図の理由として，経済苦や仕事上の問題，家族関係の問題を抱える症例をしばしば経験するため，精神保健福祉士は，患者自身の精神症状の評価と同様に，仕事や家族関係を含めた社会的な問題の評価を行う必要がある．経済苦が自殺企図の原因の場合は，現時点での経済的な状況を整理し，利用できる社会資源の有無を検討する．経済的な問題が解決できたり，相談できる可能性があることを理解することで患者の心理的負担が軽減することもある．仕事上の問題が原因の場合は，職場と連絡をとったり，上司と話し合う機会を設けることもある．家族関係が複雑で家族内に中心となる人物が不在であれば，地方公共団体と協力してキーパーソンになり得る人を探し，一方で家族はいるが疎遠の場合にはその家族に連絡し，状況を説明して入院中のキーパーソンになるように依頼する必要がある．このように精神保健福祉士は，患者の具体的な生活環境について介入するため，その役割は多岐にわたり心理的な負担も大きいが，直接的な問題解決の契機になることもしばしば経験しその存在意義は大きい．また，自殺企図患者では救命救急センターを退院後も精神科治療を継続する必要があり，通院する精神科病院や精神科クリニックのコーディネート，精神科での入院治療が必要であれば転院先の精神科病院に患者の社会的状況を連絡し，入院の準備を行う必要がある．

d．臨床心理士

　臨床心理士は，心理検査や心理面接により患者の心理状態を把握し，心理カウンセリングや心理療法により患者への心理的支援を行う．筆者が勤務する東海大学医学部付属病院では，精神科の救急チームの臨床心理士は，抑うつ，不安，認知機能，発達の特性などについて，適宜適切な心理検査を行うとともに，精神医学的診断のための構造化面接として The Structured Clinical Interview for DSM-Ⅳ Axis I Disorders（SCID-I）を自殺企図患者に施行している．臨床心理士が得た情報は精神医学的な評価を行ううえで重要であり，精神科医による精神医学的な評価とあわせて，精神科医療チームにおける最終的な患者の精神状態の判断のための重要な指標となる．

　非自殺企図患者への精神科医療チームの対応は，基本的には自殺企図患者への対応と大きく異なることはないが，非自殺企図の場合はあくまでも救命救急医による身体治療が優先であり，安全で円滑に身体治療を進められるようにサポートすることが中心的な業務内容となる．また依頼内容によっては，主として対応する職種が変わることもあり，たとえばせん妄患者に対しては精神保健福祉士や臨床心理士がかかわることは少なく，精神科医による薬物療法やリエゾン看護師による病棟環境の調整や患者へのかかわり方の工夫などが対応の中心となる．その他の精神症状を呈する患者やもともと精神疾患を合併している患者への対応は，前述した自殺企図患者へのかかわり方に準じて対応する．

　救命救急センターの精神科医療チームの活動内容をまとめると，精神医学的な評価を行い必要に応じて心理療法や薬物療法などの治療を行うこと，スタッフ間で患者の精神医学的な評価や家族背景，経済状況などの情報を共有し，その対応について助言しスタッフ間で統一することが患者評価・対応にとって重要である．そして，看護スタッフに対しては心理的ケアやアドバイスを行うこと，患者の家族関係に対しては心理的負担のケアに加え，入院費やその他の経済面の問題，社会的な問題などについて助言することである．さらに，身体治療の終了後は，精神医学的に治療の継続が必要であれば精神科での外来治療を調整するか，必要に応じて精神科病院への転院の調整を行うなど，救命救急センターを退院した後の精神科治療についてのマネジメントも重要な活動内容である．

治療効果

　Hickey L らは自殺企図患者に対して救急現場で精神科的アセスメントを行うことで，その後の再搬送率が低下すると報告している[2]．また，救命救急センターの自殺企図患者に対するケース・マネジメントの自殺再企図防止効果を検証した大規模な多施設共同研究（ACTION-J）[3]がある．これまでさまざまな自殺企図患者への介入研究が行われてきたにもかかわらず，再企図防止のために確立された方法はなかったが，この研究ではケース・マネジメントが再企図防止のための有効性の高い方法であることを示してい

る．研究方法は，救命救急センターに自殺企図で搬送されたすべての患者に対して危機介入，精神医学的アセスメント，心理教育の実施を行い，さらにケース・マネジメントを行うことで自殺再企図防止の効果を検証している．ケース・マネジメントは精神保健福祉士や臨床心理士などが行い，自殺企図患者に対して医療資源や地域のさまざまな社会資源の利用を積極的に推奨するというものであり，合計914人の自殺企図患者に対して1年半以上の追跡調査を行っている．その結果としてケース・マネジメントを行った群では，介入から6ヵ月間はケース・マネジメントを行わない群に比べて有意に自殺再企図の割合が減少することが示された．それ以降の長期にわたっての有効性に関しては，自殺再企図の割合の減少を認めているものの有意差は認めなかった．この研究により，自殺企図患者の再企図を防止するためには，精神科に通院して精神科治療を行うだけでなく，医師以外の職種や地域社会とのかかわりなど社会資源を利用するといった包括的な介入が必要なことが示された．

5 具体的な活動状況

1．当院の場合

筆者が勤務する東海大学医学部付属病院では精神科病棟はなく，外来業務と病棟でのリエゾン業務が主な業務内容である．病棟でのリエゾン業務は，救急，一般併診，緩和・サイコオンコロジーの3チームに分かれて診療を行っている．救急チームは常勤の精神科医が約4名，研修医，臨床心理士が1名で構成されており，救命救急センターにある救急専用集中治療室，救急専用重症治療室，熱傷センターに入院となった患者と，一般病棟で主科が救命救急科の患者を対象として，精神科に依頼のあった患者を併診という形式で診療にあたっている．また，精神保健福祉士は，精神科の救急チームの専属ではなく通常の身体科でのソーシャルワーク業務も行っているため，必要がある場合に個別に相談している．前述したように，経済面や福祉面，家族背景などの社会的問題がある場合は精神保健福祉士に介入が有益であるが，救命救急センターから精神科病院へ直接転院となる場合などはより迅速な対応が求められるため，転院調整に関しては救急チームの精神科医が直接近隣の関連病院に連絡し調整する場合が一般的である．当院の近隣地域に関連病院として当院の医局より医師を派遣している精神科病院が6病院あり，当院からの転院の依頼に臨機応変に対応できるような連携体制をとっている．

当院では精神科医が24時間365日体制で常駐しており，救命救急センターに搬送された精神科関連のほぼすべてのケースで精神科医が対応している．日中であれば救命救急センターに自殺企図などで患者が搬送されてくると精神科の救急チームが対応し，夜間帯は救急チームに関係なく精神科医が1名当直しており，救命救急センターに搬送された患者と院内の患者の精神科的な問題に対応している．夜間の当直帯で救命救急センターに入院となった患者については，当直医が本人や家族と対応し（また，意識

障害を認めたり気管内挿管となった患者については家族のみと対応し），翌日に救急チームに引き継ぐこととなる．このように，救急チーム以外の精神科医も，救命救急センターに搬送された自殺企図などの精神科的問題のある患者の初期対応を行えるように訓練されていることが当院精神科の大きな特徴の1つである．また，当院の精神科は成人期領域だけでなく，児童・青年期領域も専門に扱っている．神奈川県西部の総合病院で児童・青年期専門の精神科医が常駐している総合病院はほかにはなく，当院では救命救急センターに搬送された児童・青年期の自殺企図症例やその他の精神科的な問題に対する診療も行っている．

2．児童・青年期の患者への対応

　精神科の救急チームに依頼となる患者は自殺企図，せん妄，既存の精神疾患に対するフォロー，身体疾患で入院した患者の不眠や抑うつなどの精神症状への対応など多岐にわたる．中でも自殺企図患者への対応が当院の精神科の救急チームの主な仕事の中心である．自殺企図患者の中には児童・青年期の患者も含まれており，24歳以下の死亡順位は1位であり，成人期の自殺とも合わせてわが国の大きな社会問題である．自殺企図再発防止のための介入研究としては，20歳以上の患者に関しては前述したACTION-J[3]などが知られているが，児童・青年期症例の自殺企図に関する臨床的な大規模な介入研究はわが国には存在しない．自殺企図患者の再企図や自殺既遂を全例で防止することは現実的には困難であるが，当院では自殺再企図，自殺既遂を防止できる群として，児童・青年期の初回の自殺企図症例に関しては可能な限り当院での外来で引き続きフォローアップするように取り組んでいる．わが国における思春期自殺企図の症例研究や横断的な観察研究は蓄積されつつある[4,5]が，現時点では縦断的な観察研究や介入研究に関するデータはない．当院では，児童・青年期の自殺企図症例に関する縦断的な観察研究や介入研究を次の方向性として考えている．

　成人期の自殺企図症例では，すでに精神科に通院していたり，自殺未遂を繰り返しているケースをしばしば経験するが，児童・青年期の自殺企図は精神科に通院歴がない初回の企図であることも多く，自殺再企図防止のためにはどのように精神科につなげるかが問題となる．前述のように，自殺企図患者は精神科病院ではなく身体加療のためにまず救命救急センターに搬送されることがほとんどであり，精神科通院歴のない児童・青年期の患者やその家族は救命救急センターで初めて精神科医と面会する経験をする．予約して受診する外来通院とは異なり，患者もその家族も予定して受診したわけではなく，突然の出来事に関係者が動揺し混乱する場面にしばしば遭遇する．当院では児童・青年期の患者が自殺企図で搬送され精神科に依頼になると，まず患者と面接を行い，その後に家族と面接を行う．特に家族との面接では，家族の心情に配慮しながら，患者が自殺企図にいたった経緯を整理するために可能な限り全例で幼少期からの生育歴を聴取している．家族との面接は長時間に及ぶこともある．自殺企図当日は，家族にとっては危機的状況でありもっとも動揺しているが，同時に患児への問題意識が

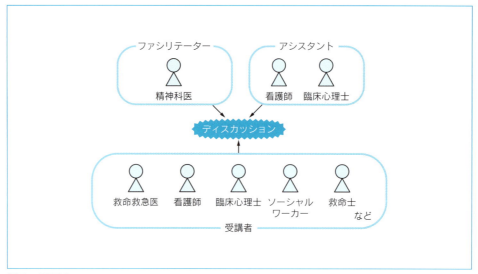

図1 PEEC コース

もっとも高まるときでもあり，可能な限り搬送されてきた当日に面接を行っている．児童・青年期の患者が自殺企図で入院となり，当日ではなく後日に患者や家族と面接を行うと，心情的に落ち着いている一方，精神科医との面接内容が家族にとって腑に落ちない状況になることもあるため，深夜や他の業務と重なることもあるが，可能な限り当日にまとまった時間をとり面接を行うようにしている．救命救急センターにおいて初期対応として患者と面接を行い，家族から生育歴を聴取し，自殺企図にいたった背景や患者の心情，家族機能や家族背景などが医師側と患者，家族側で共に腑に落ちることができると，救命救急センター退院後の外来診療にスムーズにつなげることができ，自殺再企図の防止につながると考えられる．自殺企図の対応として精神科病院や精神科外来とは異なり，自殺企図の当日に患者とその家族と面接を行い，より早期の介入を行うことができるのが救命救急センターでの精神科医療チームの特徴である．

3. PEEC コース

そのほかに当院で行っている自殺企図関連の取り組みとして，日本臨床救急医学会が中心となり，救急医療における精神症状評価と初期診療（Psychiatric Evaluation in Emergency Care：PEEC）の講習を行っている．PEEC コースとは，救急医療現場の医療スタッフを対象に，精神科医が不在の状況での精神科的症状を呈する患者に対して，標準的な初期評価や，標準的で安全な初期対応ができる技術を修得するための教育コースである．このコースは**図1**のように，精神科医がファシリテーターとなり看護師や臨床心理士がアシスタントとして受講者と小グループを作り，典型的な症例についてグループディスカッションを行い，救急医療現場での精神科的症状を呈する患者への初期評価や初期対応について修得するコースである．対象は，救急医療に携わる救命救急

医，看護師，臨床心理士，ソーシャルワーカー，救命士などである．あくまでも精神科医が不在の状況であるという前提のため，専門的な精神科的知識の修得や，専門的な精神医学的診断や診察を行えるようになることが目的ではなく，精神科医やリエゾン看護師，臨床心理士でなくても標準的な初期診断や初期対応ができるようになることが目的である．PEECコースで取り扱っている症例としてはPEECガイドブックの中から，自殺企図症例，過換気症例，幻覚妄想による興奮症例，違法薬物症例の4症例について初期評価と初期対応についてディスカッションを行っている．PEECコースは関東地域では東海大学医学部付属病院，昭和大学病院，横浜市立大学附属病院，関東労災病院などで開催しており，日本臨床救急医学会総会や日本総合病院精神医学会総会でも開催した．今後も適宜開催していく予定である．

6 症例

次に具体的な症例を示す．

39歳，男性．過量服薬による自殺企図で当院の救命救急センターに搬送され，同日入院となり，精神科の救急チームが介入した症例．（なお，患者のプライバシーの保護のため，差し障りのない範囲で一部内容を変更している．）

〈主訴〉意識障害

〈家族歴〉同胞4名中第2子．血縁者に精神科通院歴はない．

〈既往歴〉20代のときに精神科に受診歴があるが，その後通院はしていない．その他に特記すべき既往はない．

〈生活歴〉幼少期より両親が不仲であり，いつも両親が口論をしていた．母親は些細なことでいつも患者を叱り，父親はそれに対して何も言わず見て見ぬふりをしていた．母親からは兄弟と比べられることが多く，自然と兄弟とも不仲になり，兄弟とは喧嘩が絶えなかった．学校生活では集団行動が苦手であり，中学校のときは部活も入らず，友人も少なかった．高校を卒業と同時に地元を離れ上京し，それ以降は両親，兄弟ともに連絡をとらなくなった．受診時は原家族とは絶縁状態であり，連絡先も知らない状況であった．仕事は接客業や派遣会社などで働いていたが，人間関係のストレスや仕事上のトラブルが続いたため長続きせず，職を転々としていた．当院に受診時は工場でアルバイトをしていた．

〈現病歴〉X年Y月Z日に市販の風邪薬を自宅で100錠過量服薬した．その後職場の上司が患者と連絡がとれないため様子を見に行ったところ，倒れている患者を発見し，救急要請し，患者は当院救命救急センターに搬送となった．搬送時は意識状態が悪く，血中アセトアミノフェン濃度も高値であり，同日入院となった．過量服薬による自殺企図であり，当科に依頼となった．

〈入院後経過〉救命救急医より依頼を受け，筆者の所属する精神科の救急チームが担当となった．搬送時は意識障害を認めており，詳細な面接はできず，職場の上司より本人の現在の生活状況を聴取した．職場の上司より，本人は独居であり連絡をとっている家族はいないかもしれないとのことであった．また，工場でアルバイト生活をしており，経済的

に不安定である可能性があり，精神科の救急チームより精神保健福祉士に介入を依頼した．患者は救命救急センターの救急専用集中治療室に入室となった．

　Z＋1日には意識レベルが回復したため，患者と面接を行った．精神医学的現症としては，意識清明であるが表情の変化は乏しく，会話のまとまりはあるが返答は遅く声も小さかった．抑うつ気分，意欲の減退，集中力の低下，睡眠障害，自責念慮などの症状を認めた．今回の過量服薬に関しては，「職場での人間関係がストレスで，死のうと思って薬を飲みました」と語り，面接時にも自殺念慮は続いていた．さらに詳細に精神症状を評価するため，臨床心理士より構造化面接であるSCID-Iを行ったところうつ病の診断がつき，精神科医の評価と臨床心理士の構造化面接の結果を合わせて，うつ病と診断した．また精神保健福祉士が本人と面接を行い，経済状況や家族背景，キーパーソンについて話し合った．経済状況は非常に厳しく，仕事は工場でのアルバイトを行う前は派遣社員の仕事やほかのアルバイトを転々としており，仕事ができない期間もあった状況であり，入院費を払うことも困難な状況であった．家族とは高校を卒業してからは一切連絡をとっておらず，連絡先もわからないという状況であり，キーパーソンは不在であった．それをふまえて精神科の救急チームと精神保健福祉士で現在の患者の状況についてカンファレンスを行い，患者は抑うつ状態であり，自殺念慮も認めているため，現在の仕事を続けることは困難であると考えられた．話し合いの結果，地域福祉との連携が必要であると判断し，精神保健福祉士より地域福祉に相談し社会資源を利用していく方針となった．

　Z＋2日目の面接では幼少期からの生活歴や家族，友人関係などについて話し合った．患者は，家族関係は良好とはいえず入院時まで絶縁状態が続いており，対人関係も苦手であり仲のよい友人もおらず，仕事もうまくいかなくても相談できる者がいない状況であることを涙ながらに語った．本人の今までの苦労をねぎらったうえで，今後の精神科治療について説明し，地域福祉と連携し，社会資源として生活保護の申請，精神保健福祉手帳の取得，就労支援センター，デイケア，作業所などへの通所を利用することについて説明した．また精神症状に対して薬物療法を開始した．

　Z＋3日目に病棟より，患者が「もう体の具合はよくなったのにどうして退院できないんだ．家に帰ったら首を吊って死にたい」と話していると連絡があった．患者と面接を行ったところ，不安，焦燥が増悪しており自殺念慮も続いていたため，現時点での自宅退院は危険であると考えられた．当院を退院後は精神科病院での入院治療の継続が必要であると判断し，当科の関連病院である精神科病院へ転院を行う方針とした．患者には現在の精神状態や自殺念慮が続いていることについて説明し，精神科病院に入院したうえでの精神科治療の必要性について説明した．当初は精神科病院への入院は拒否的であったが，粘り強く説明を行ったところ患者は納得し，精神科病院への転院に同意した．また当院での安全な病棟管理を行うため，精神科の救急チームと看護師でカンファレンスを行い，患者の精神医学的診断や精神症状，自殺企図にいたった生活背景，患者への対応などについて話し合った．Z＋4日目には採血結果は正常となり，身体治療が終了となった．同日に精神科病院での受け入れが可能であったため，転院となった．精神科病院を退院後は当院の外来に通院しており，精神保健福祉手帳を取得し，生活保護を受給しながら地域の作業所とデイケアに通所している．

〈まとめ〉本症例では，うつ病と診断し薬物療法を開始したが，同時に経済不安や家族関係の悪さなど，社会的背景の問題もあり精神保健福祉士の介入を要した．また入院中に自殺をほのめかす言動を認めたため，患者の対応について看護スタッフともカンファレンスを行い安全な入院管理を行うことができた．入院期間は短かったが，多職種が迅速に対応し，精神科治療だけでなくさまざまな社会資源を利用するというような包括的な介入を行うことで，精神科治療に結びつけることができた症例である．

7 まとめ

　救命救急センターの精神科医療チームについて具体的な症例を挙げながら説明した．実際の救急現場では精神科医療チームに前述したような職種や十分な人数の医療スタッフがそろっていることは少なく，専門分野以外の領域まで担っていることもしばしばある．またエビデンスのある介入方法が確立されているわけではない．しかし自殺企図の予防に関しては前述したような大規模な臨床研究などもみられており，今後さらなる発展が期待される．

文献

1) Kishi Y, Iwasaki Y, Takezawa K, et al.：Delirium in critical care unit patients admitted through an emergency room. Gen Hosp Psychiatry 17：371-379, 1995
2) Hickey L, Hawton K, Fagg J, et al.：Deliberate self-harm patients who leave the accident and emergency department without a psychiatric assessment：a neglected population at risk of suicide. J Psychosom Res 50：87-93, 2001
3) Kawanishi C, Aruga T, Ishizuka N, et al.：Assertive case management versus enhanced usual care for people with mental health problems who had attempted suicide and were admitted to hospital emergency departments in Japan（ACTION-J）：a multicentre, randomised controlled trial. Lancet Psychiatry 1：193-201, 2014
4) 三上克央, 猪股誠二, 早川典義ほか：思春期における自殺企図の臨床的検討—入院を必要とした症例を中心に. 精神医学 48：1199-1206, 2006
5) 三上克央, 岸　泰宏, 松本英夫：思春期における自殺企図の1例—背景となった心理・社会的準備因子の認識と介入の重要性を中心に. 精神医学 48：331-338, 2006

〔木本幸佑，三上克央〕

G
認知症地域支援チーム

　アルツハイマー型認知症をはじめ慢性進行性で不可逆性の認知症を発症すると，日常生活自立度の低下，行動障害や心理症状（Behavioral and Psychological Symptoms of Dementia：BPSD）のために自宅で暮らすことがままならなくなり，長期入院や入所にいたることも少なくない．しかし人々の多くは認知症になっても，病院や施設で過ごす時間を最小限にし，住み慣れた地域で暮らすことを望む．

　わが国の医療・介護施策は認知症になっても地域で長期間にわたり暮らすことができる仕組み，脱収容型の仕組みを目指している．国は地方自治体に地域包括ケアの整備を求め，援助職たちにもそのための実践を求めている．

　だが認知症のある人を地域で援助するには課題が多い．その背景には認知症のある人が生きづらい地域社会があるということ，BPSDが強まれば入院できる精神科病床が潤沢にあるということだけでなく，援助のためのチームが十分に機能していないことも関与しているだろう．ではそもそも「認知症のある人を援助するためのチーム」とはどのようなチームなのだろうか．

　本書の他項は「精神科病院」「総合病院」などのように，医療構造の中におけるチームがテーマとして設定されている．しかし本項は「地域，コミュニティ全体」とせざるを得ない．地域に面のような拡がりをもつチームを他項と同じように論じるのは困難な面もあるが，まずはチームの目的から整理していきたい．

1 チームの目的

　現在の医療は認知症の治癒や進行抑制のために有効な手段を開発することができていない．したがって認知症のある人を援助する目的は「認知症の治癒」や「認知症の進行抑制」ではない．認知症のある人を援助する目的は「認知症があっても住み慣れた場所で安心して暮らせる」ことである．それがチームの目的である．

　このことはあたりまえのことのように思われるかもしれない．しかしわれわれ援助職も，そして家族，地域住民も，認知症のある人を前にして援助を考えるとき，そこには「治す」という意識が影響しやすい．生活習慣病や悪性腫瘍をモデルにして，早期発見・早期治療を教育，啓蒙されてきたわれわれは，治癒を目指すことのできない認知症を前にしても，「治す」という意識を捨て去りにくくなっている．この意識のままだと「治そう」という判断が生じやすくなる．その結果，医師は薬物療法中心の対応に陥りやすくなる．看護師や介護職でさえも「お薬でなんとかしてください」という

表 1 「認知症があっても住み慣れた場所で安心して暮らせる」という目標を達成するための原則

①認知症状態が気づかれたら，回復可能性のある認知症状態が適切に鑑別診断され治療を受けることができる．
②回復可能性のない認知症状態の原因疾患が適切に診断され，援助の方針が明確になる．
③回復可能性のない認知症だったとしても，低下した機能が補われ，残存機能を発揮し，役割を果たしていることが実感でき，張り合いのある生活を送ることができる．
④理解ある人々に囲まれ低下しやすい自己肯定感が保たれる．

態度をとりやすくなる．しかしわれわれが認知症を前にしたときに重要なのは「治そう」とするのではなく，病をもちながらも暮らしていけるように援助することにある．援助職はそうした習性があることを自覚し，「認知症があっても住み慣れた場所で安心して暮らせる」ことが援助の目標であることを折に触れて反芻する必要がある．

「認知症があっても住み慣れた場所で安心して暮らせる」という目標を達成するためには，いくつかの原則が守られる必要がある．その原則は**表 1**のように整理できる．

援助に携わる人々が機能的なチームを作り上げるためには，チームメンバーのひとりひとりがこれらの基本的な原則を理解したうえで目標を共有する必要がある．

さて，チームが機能するためにはチームを構成する人々をお互いに知る必要がある．次にチームを構成するメンバーについて概説する．

2 メンバー構成

1. メンバー構成の概要

認知症のある人を援助する目標は「認知症があっても住み慣れた場所で安心して暮らせる」ことであるから，医療以上に重要になるのは生活を援助する視点になる．生活を援助するということは，生活を観察し生活が困難になっている要素を同定し補うことである．そこに大きな役割を果たすのは，介護福祉士(いわゆるヘルパー，ケアワーカー)，作業療法士，理学療法士，言語聴覚士，介護支援専門員(いわゆるケアマネージャー)，看護師，栄養士らである．そして医療機関と介護機関，職種間のハブになるのが，社会福祉士，精神保健福祉士(いわゆるソーシャルワーカー)である．医療職として認知症ケアにかかわるのはかかりつけ医(非専門医)，専門医(学会が指定する専門医，神経内科医，脳外科医，老年科医，精神科医)，歯科医，薬剤師がいる．さらに認知症ケアでは保健師(自治体や地域包括支援センターにいることが多い)も大きな役割を果たしている．このように認知症ケアには多くのメンバーがかかわっている．

さらにメンバーが所属する機関は多岐にわたる．介護機関としては訪問型のサービスを提供する機関，通所型のサービスを提供する機関，入所型のサービスを提供する機関があり，それらを併せ持つ機関もある．こうした機関の分類は認知症医療介護施策の変遷に呼応するかのように多岐にわたり，正式名称，俗称が入り乱れ，容易に理解

メンバー構成

メンバー	場所，役割，求められる知識とスキル
介護福祉士，訪問介護員	・療養型病床，通所型サービス事業所，入所型サービス事業所 ・家事，入浴，排泄，服薬など生活の全般にわたり介護をすることができる ・介護の中で生活全体をみることができる ・生活の中で見出された変化，情報は援助において貴重であり他の職種と共有することを遠慮することはない
介護支援専門員	・地域包括支援センター，療養型病床，通所型サービス事業所，入所型サービス事業所，居宅介護支援事業所 ・介護計画の立案，定期的な面談を行っている ・本人，家族の状況をアセスメントし，医療介護サービスの調整を図る ・その業務量，内容のわりに育成システムは十分ではないことが指摘されている ・単独で適切にアセスメントし調整を図るのは困難なこともあり，地域包括支援センターや医療機関と相談することを遠慮する必要はない
社会福祉士，精神保健福祉士	・診療所，総合病院，精神科病院，認知症疾患医療センター，地域包括支援センター ・地域の社会資源に関する豊富な知識と，職種間をつなぎ連携する役割が求められる ・自施設の地域における位置づけや求められる機能を知り，役割を果たそうとする姿勢が求められる ・地域の社会資源に関して，より深く情報を得ながら，ユーザーの個別性に即したサービスを調整・提供できることが求められる
看護師・保健師	・診療所，総合病院，精神科病院，認知症疾患医療センター，訪問看護ステーション，地域包括支援センター，通所型サービス事業所，入所型サービス事業所 ・自施設の地域における位置づけや求められる機能を知り，役割を果たそうとする姿勢が求められる ・関連施設，窓口として地域にどのようなものがあるかを把握することが大切である ・看護学を基礎に心と身体，生活をアセスメントし援助することができる ・BPSDの背景には身体，生活の変化が潜んでいることが多いことに，より一層配慮しモニタリングすることが求められる ・家族への心理教育の一翼を担うことが求められる
薬剤師	・総合病院，精神科病院，認知症疾患医療センター，調剤薬局 ・調剤，服薬管理指導において重要な役割を果たすことができる ・薬理学的な知識に基づき，有害事象の予測，相互作用への配慮による薬剤の整理においてもその職能が期待される ・BPSD，転倒，誤嚥の背景には薬剤が関与していることが少なくないため，こうした点においても役割を発揮できる
理学療法士	・総合病院，精神科病院，認知症疾患医療センター，通所型サービス事業所，入所型サービス事業所 ・身体機能を評価し回復や維持のために役割を果たすことができる ・機能回復訓練の動機づけが困難でも工夫しながらメニューを組み立てることが求められる
作業療法士	・総合病院，精神科病院，認知症疾患医療センター，通所型サービス事業所，入所型サービス事業所 ・生活行動を活用して機能の維持や回復，役割の獲得を促進することができる ・生活行動の中で低下した機能，残存する機能を評価し，機能を補いつつ活かすうえで作業療法士の役割は大きい ・張り合いや役割を取り戻す生活行動の工夫を検討するうえで重要な役割を果たすことができる

しがたい状況にある．医療機関についても同様に混乱しやすい状況にある．たとえばかかりつけ医といっても非専門医もいれば，かかりつけ医が専門医のこともあるし，精神科医や神経内科医だから認知症に関して専門的知識をもっているといえないこともある．メンバー構成を本頁の表に示すがこれはあくまでも概要にすぎない．法に基づいた正式名については他の書籍を参照してほしい．

メンバー構成

メンバー	場所，役割，求められる知識とスキル
言語聴覚士	・総合病院，精神科病院，認知症疾患医療センター ・言語機能の評価と言語障害の改善に向けた訓練を組み立てることができる ・嚥下機能の評価と誤嚥の予防に向けた訓練を組み立てることができる
栄養士	・総合病院，精神科病院，認知症疾患医療センター，通所型サービス事業所，入所型サービス事業所 ・必要なカロリー，栄養素の計算に基づいた食事，形態を管理することができる ・嚥下障害，偏食，過食，拒食など，食行動関連で生じる課題を解決するうえで栄養士の果たす役割は大きい
行政職員(保健師など)	・地域における医療・介護資源を把握できる ・地域の医療・介護職がよりよい援助を実践できるよう，個別の相談に対応するほか，研修や人材育成に尽力する姿勢が求められる
歯科医	・口腔内の状態，嚥下機能を評価し，食事に関する助言ができる ・歯磨きなどの口腔環境にかかわる生活状況，口渇や嚥下障害に影響を与える薬剤に関する情報が必要であり，医師，薬剤師，看護師・保健師，介護職と情報共有する姿勢が求められる
医師	・身体科医，精神科医，認知症専門医がチームに参加する ・診療所，総合病院，精神科病院，認知症疾患医療センター ・医学的な診断，治療が求められる ・チームリーダーとしての役割が求められやすい ・しかし医師ができることは認知症ケアの中でそれほど多くないということをわきまえる必要がある ・他の職種は医師への相談を遠慮しがちになりやすく，それを理解して情報提供に耳を傾ける姿勢が求められる ・周辺症状に対して拙速な薬物療法をするのではなく，背景にある身体状態，薬剤，心理社会的要因の検討をする姿勢が求められる ・抗認知症薬を安易に使用するのではなく，低下した機能を補い，残存する機能を果たせるよう援助する姿勢が求められる ・認知症に併発しやすい身体疾患(転倒外傷，誤嚥性肺炎など)を早めに察知し適切なケアができるようこころがける ・自分で対応できない場合にはコンサルトや依頼ができる地域の医療体制を知っておく必要がある ・家族への心理教育の一翼を担うことが求められる ・自施設の地域における位置づけや求められる機能を知り，役割を果たそうとする姿勢が求められる

　チームのメンバーひとりひとりがメンバーを構成する職種のすべてを把握する必要はない．すべてを理解する必要があるのは，自治体，地域包括支援センターに所属する援助職くらいだろう．チームのメンバーの大多数は，必要に応じて彼らに尋ね確認する程度の認識でよいし，これだけ多くのメンバーがかかわっているということを理解するだけでもよいだろう．

2. チームのメンバーに求められること

a. 認知症ケアにおける基本的な理解

すべての職種は認知症のある人に生じる心性を知り，症状や行動の背景をアセスメントするうえでの共通の指針をもつ必要がある．

そこで役立つのが Person-Centered Care を提唱した Kitwood[1] の認知症の症状を理解するための公式である（**表2**）．

ここで Kitwood が強調しているのは，認知症のある人の症状の背景には神経細胞の減少のような神経学的障害だけではなく，その人の性格，生活史，薬剤を含む身体の状態，心理社会的な要因が関与するということである．

医師や看護師ら医療職はとかく神経学的障害に注目しやすい．認知症のある人の症状への対応に際して心理社会的要因や服用薬剤を含む身体状態を軽視しやすくなる．そして周囲の人々の理解を深める取り組みや服用薬剤の減薬・中止について検討することを省略してしまい，向精神薬による対応で解決しようとしてしまいやすくなる．

介護職や福祉職はどちらかというと生活史や心理社会的要因を重視しやすくなり，服用薬剤や身体状態の影響を軽視するあまり，医療的な対応が遅れやすくなる．

すべての職種に求められるのは，認知症のある人の症状の背景には上記の要因があり，すべての要因をアセスメントすること，自らアセスメントできなければ他の得意な職種に相談することである．

b. 各職種に求められること

各職種に求められることについても簡単に触れておく．

1）医師

かかりつけ医は過度に責任を背負い込まず，診断や治療，病状の変化への対応に不安を感じたら，介護職に相談することや専門医に依頼することをもっとためらわないでほしい．

専門医はかかりつけ医や介護職，看護師からの相談に対応できるよう努力する必要がある．生物学的思考に支配されがちな専門医には，今一度，生活をみるという視点を意識してほしい．

医師は多忙だと思うが，薬剤師，看護師，介護職からの相談に胸襟を開く姿勢をみせ

表2 Kitwood の公式

$D = P \times B \times H \times NI \times SP$	D：Dementia（認知症症状） P：Personality（性格） B：Biography（生活史） H：Physical Health（服用薬剤を含む身体状態） NI：Neurological Impairment（神経学的障害） SP：Social Psychology（社会心理的要因）

［Kitwood T：Dementia Reconsidered：the Person Comes First, Open University Press, 1997（高橋誠一訳：認知症のパーソンセンタードケア：新しいケアの文化へ，筒井書房，東京，2005 より引用）］

てほしい．想像以上に他の援助職たちは医師への相談にハードルを高く感じている．その場の対応が困難なら，ソーシャルワーカーを含む他の職種と協力し，情報を共有しようとする姿勢をもつことが，彼らの抱く相談のハードルを少しでも下げてくれるはずである．手間がかかっても結果的に診療の質を高め，そのことは認知症の人と家族の安心に寄与するはずである．

2) 看護師

医療と生活の両方の視点をもつ看護師が認知症のある人を援助するうえで果たせる役割は大きい．在宅，病院，施設と各所に配置されている看護師には，認知症に関する理解を深め実践することが求められる．時々「何度も同じことを言いにナースステーションに来て困る」といった素人のような質問を看護師から受けることがあるが，超高齢社会にわが国の看護師，保健師にとって認知症は必須科目と心得てほしい．

3) 薬剤師

薬物療法偏重という課題がある中で，医師の診療の質を標準化するには教育だけでは限界がある．薬物療法適正化のためには薬剤師の力が期待されている．疑義照会に関しては，医師に対する遠慮からためらいやすいと聞くことがある．医師と薬剤師とはいえ，1つの人間関係であるわけでさまざまな思惑がからむだろうが，ここでも認知症の人と家族が安心して暮らせるための援助という原点に立ち返ってほしい．そのことが適切な行動を生むはずである．また多剤になりやすく有害事象が生じやすい高齢者医療において，相互作用や有害事象の予測とそれに基づく対応は，薬剤師に今後ますます求められる役割といえよう．

4) ケアマネージャー

ケアマネージャーはケアプランを立案，調整する業務を求められているためか，彼らと話していると彼らの孤独さを心配してしまうことがある．ケアプランの立案，調整に際して不安や迷いを感じるときには，医療機関，地域包括支援センターなどともっと積極的に相談してもいい．

5) 歯科医，言語聴覚士，栄養士

認知症のある人のQOLには経口摂取可能な状況の維持や誤嚥性肺炎の予防のため，口腔環境のモニタリングとケアが重要になる．そこには歯科医，言語聴覚士，栄養士らが果たせる役割が大きい．彼らにも関係する援助職との積極的な情報共有が求められるし，援助職は口腔環境に関心をもち歯科医らと情報共有しようとする姿勢がより一層求められる．

6) 作業療法士，理学療法士，言語聴覚士

作業療法士，理学療法士，言語聴覚士にはより一層のチームへの参画が期待されている．認知症のある人を援助するうえで重要になるのは，低下した機能を同定し補うことにある．ここに作業療法士，理学療法士，言語聴覚士が果たせる役割は大きい．

7) 介護福祉士，ソーシャルワーカー

介護福祉士は認知症のある人の援助においてもっとも重要ともいえる生活に関する情報を得ている．そして援助の過程で得た個別性のある，いわば「その人に合った援助

のコツ」を知っている．そのコツはもっと他の職種と共有されたほうがよい．多忙な介護福祉士からの情報発信にも限界はあり，他の職種は必要に応じて介護福祉士に相談し情報を得ようとする姿勢が求められる．

地域の中で多くの職種や機関が関与する認知症ケアにおいて，ソーシャルワーカーの果たす役割は大きい．診療において彼らに助けられることは多い．ソーシャルワーカーには認知症ケアにおける基本的な理解を深めておくとともに，各職種の特性を理解し調整する機能がますます求められる．

そして各職種は無用な気遣いを捨て，ねぎらいと尊敬の姿勢をもってお互いの関係を築くことが求められる．認知症チームは医療機関という狭い箱にとどまれずコミュニティに面のように拡がるため関係を築きにくいが，ケア会議，事例検討会などに積極的に参加し顔のみえる関係を作ろうとする姿勢が求められる．

3 運営方法

1．基本的な運営方針

認知症のケアにおける目標は「認知症があっても住み慣れた場所で安心して暮らせる」ことである．この目標を達成するうえで，医師にリーダーシップを求める既存のヒエラルキーは必ずしも適切とはいえないような気がしている（**図1**）．なぜならば医師は生活を観察し評価することが得意ではないからである．したがって認知症チームでは，各援助職が並列になり対等な関係で援助するチームが求められる姿だと考えている（**図2**）．そうしたチームが成立するためには，それぞれの援助職は自分の専門性を自覚し，日頃から学ぶ必要がある．また他の職種のもつ職能を理解し，互いに補完し合おうとする謙虚さが求められる．そして援助に困難さを感じたときこそ，1人で考えようとするのではなく複数の職種で議論することが求められる．

136～139頁の表に認知症のある人を援助するプロセスにおけるチーム全体のタスク，各メンバーのタスクを整理した．

チームが機能するためには，援助のプロセスが現在どの段階にあり，自分のタスクが何か，他の職種は何ができるのかを知ることが必要になる．この表はあくまでも例にすぎない．援助に行き詰まりを感じたときに相談できそうな職種をみつけやすくするための1つの視点として眺めてみるとよい．

2．チーム運営における課題

認知症のある人が援助される過程をここでは「発見期」「診断期」「療養期」の3つに分け各過程で症例を提示する．症例は援助の課題が明確になる範囲内で個人が特定されないよう手を加えた．

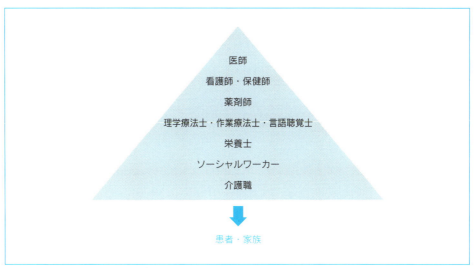

図1 医療チームにみられがちな既存のヒエラルキー

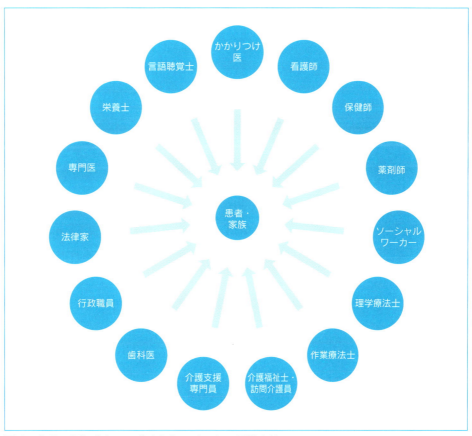

図2 今日の認知症ケアに求められるチームの運営方針

運営

イベント	認知症のある人，家族にとってのアウトカム	チームメンバーのタスク	
		介護福祉士・訪問介護員	介護支援専門員
鑑別診断	・かかりつけ医に相談でき，必要時専門医に紹介される	・変化を察知したら介護支援専門員に報告する ・相談を勧奨する ・生活機能を評価し情報提供する	・かかりつけ医を紹介する ・相談を勧奨する ・生活機能を評価し情報提供する
	・Treatable Dementia が鑑別診断され，その場合には専門医による治療を受けることができる ・回復困難な認知症と診断された場合には，その特徴を知り，適切な援助を受けることができる	・治療方針を把握する ・治療方針に基づいた生活援助を行う ・変化を察知したら介護支援専門員に報告する	・治療方針を把握する ・必要時ケアプランを見直し関係者と共有する ・変化を察知したら関係者に相談する
自宅生活の継続	・家族は本人へのかかわり方を知ることができる ・認知症があっても張り合いのある生活を送るための助言を得ることができる ・近時記憶低下，見当識障害に伴いやすい不安や自尊感情の傷つきが周囲に理解される ・本人，家族は困ったときに理解ある人に相談できる ・記憶障害，見当識障害があっても生活上の困難が生じにくくなるような援助を受けることができる ・遂行機能低下があっても生活上の困難が生じにくくなるような援助を受けることができる ・物忘れや失敗を指摘されたり叱られることがない ・地域の銀行，商店などでも理解され利用できる	・家族の想いを受容しつつ，適切なかか ・保持されている生活機能とそれを活用針が共有される ・不安や自尊感情の傷つきについて理解 ・本人，家族の心情を共有する ・生活機能が評価され必要な援助が行わ ・家族の受容と理解が深まるよう援助す ・必要に応じて地域のサービス提供者に	
身体疾患により入院したとき	・認知症があることが病院・施設スタッフに理解され安心して治療を受けることができる	・生活状況を情報提供する	・生活状況を情報提供する
入所するとき	・認知症であることを理解されインフォームド・コンセントを受けることができる ・せん妄が予防される ・せん妄になっても治療を受けることができる ・転倒，誤嚥リスクが評価され予防的な援助を受けることができる ・退院・退所後の療養方針を地域スタッフに引き継いでもらえる	・退院時の療養方針を把握する ・退院後の変化に応じた援助を行う	・退院時の療養方針を把握する ・必要時ケアプランを見直し関係者と共有する
財産管理・重要な契約	・不利益が生じないよう援助を受けることができる	・財産管理や重要な契約に困難さが予想	

方 法

チームメンバーのタスク

社会福祉士・精神保健福祉士	看護師・保健師	薬剤師	理学療法士
・かかりつけ医を紹介する ・相談を勧奨する ・紹介や情報共有のハブになる	・かかりつけ医を紹介する ・相談を勧奨する ・生活機能を評価し情報提供する ・身体状況を評価し情報提供する ・服薬状況を評価し情報提供する	・相談を勧奨する ・服薬状況を評価し情報提供する ・薬剤が関与すると思われる変化があれば情報提供する	・相談を勧奨する ・運動機能を評価し情報提供する
・治療方針を把握する	・治療方針を把握する ・治療方針に基づいた援助を行う ・予想される転帰を想定した援助を行う ・変化を察知したら関係者に相談する	・治療方針を把握する ・変更された処方を把握し薬剤に関する情報を伝える ・生じる可能性のある副作用とその対処について伝える ・必要時疑義紹介する ・服薬管理状況を評価し報告，援助する ・変化を察知したら関係者に相談する	・治療方針を把握する ・予想される転帰を想定した援助を行う ・変化を察知したら関係者に相談する

わり方を伝え，個別に配慮すべき事項があれば援助職間で情報を共有する
した生活行動が実践できるよう本人，家族に助言する．生活に張り合いがもてるような個別の工夫について検討され方

したうえでの配慮と援助を実践する

れる
る，必要に応じて民生委員や地域住民に対しても理解が深まるような働きかけを行う
対しても理解が深まるような働きかけを行う

・入院・入所施設を探す ・入院・入所施設と地域の情報共有のハブになる	・看護師間で治療方針など情報共有する	・在宅での服薬状況を情報提供する	・運動機能と方針を情報提供する
・退院時の情報共有のハブになる	・退院時の療養方針を把握する ・退院後の状況を評価し援助，情報提供する	・退院時の療養方針を把握する ・処方の変更を確認する ・服薬管理状況の変化を評価し報告，援助する	・退院時の療養方針を把握する ・退院時の運動機能を把握し援助方針を見直す

されると気づいたら法律家への相談を勧奨する

（次頁に続く）

運営

イベント	チームメンバーのタスク			
	作業療法士	言語聴覚士	栄養士	行政職員
鑑別診断	・相談を勧奨する ・生活機能を評価し情報提供する	・相談を勧奨する ・言語機能を評価し情報提供する ・嚥下機能を評価し情報提供する	・相談を勧奨する ・栄養状態，摂食状況を評価し情報提供する	・かかりつけ医を紹介する ・相談を勧奨する ・関係者からの相談に対応する
	・治療方針を把握する ・予想される転帰を想定した援助を行う ・変化を察知したら関係者に相談する	・治療方針を把握する ・予想される転帰を想定した援助を行う ・変化を察知したら関係者に相談する	・治療方針を把握する ・予想される転帰を想定した援助を行う ・変化を察知したら関係者に相談する	・治療方針を把握する ・必要時関係者からの相談に対応する
自宅生活の継続	・家族の想いを受容しつつ，適切なかかわり方を伝え，個別に配慮すべき事項があれば援助職間で情報 ・保持されている生活機能とそれを活用した生活行動が実践できるよう本人，家族に助言する．生活に不安や自尊感情の傷つきについて理解したうえでの配慮と援助を実践する ・本人，家族の心情を共有する ・生活機能が評価され必要な援助が行われる ・家族の受容と理解が深まるよう援助する．必要に応じて民生委員や地域住民に対しても理解が深まる ・必要に応じて地域のサービス提供者に対しても理解が深まるような働きかけを行う			
身体疾患により入院したとき 入所するとき	・生活機能と援助方針を情報提供する	・口腔，嚥下機能と援助方針を情報提供する	・栄養状態，摂食状況を情報提供する	・必要時関係者からの相談に対応する
	・退院時の療養方針を把握する ・退院時の生活機能を把握し援助方針を見直す	・退院時の療養方針を把握する ・退院時の言語，嚥下機能を把握し援助方針を見直す	・退院時の療養方針を把握する ・退院時の栄養状態，摂食状況を把握し援助方針を見直す	・必要時関係者からの相談に対応する
財産管理・重要な契約	・財産管理や重要な契約に困難さが予想されると気づいたら法律家への相談を勧奨する			

G　認知症地域支援チーム

方　法 (続き)

	チームメンバーのタスク			
	歯科医	かかりつけ医	専門医	法律家 （弁護士・司法書士など）
	・かかりつけ医を紹介する ・相談を勧奨する ・口腔環境を評価し情報提供する	・鑑別診断と初療を行う ・必要に応じて援助職たちから情報を得る ・判断に迷うときに専門医へ紹介する	・鑑別診断と治療方針の決定を行う ・必要に応じて援助職たちから情報を得る	・相談を勧奨する
	・治療方針を把握する ・口腔環境を評価し診療，情報提供する	・治療方針を把握する ・治療方針に基づいた診療を継続する ・必要時関係者から情報を得る ・必要時関係者に情報を伝える ・判断に迷うとき専門医へ紹介する	・診断された認知症状態を引き起こす疾患の該当科に紹介する ・かかりつけ医，関係者からの相談に対応する	・治療方針を把握する
を共有する 張り合いがもてるような個別の工夫について検討され方針が共有される ような働きかけを行う				
	・口腔環境，診療状況を情報提供する	・診療状況，療養方針を情報提供する	・診療状況，療養方針を情報提供する	
	・退院時の療養方針を把握する ・退院時の口腔環境を評価し診療方針を見直す	・退院時の療養方針を把握する ・必要時関係者から情報を得る ・診療方針を見直す ・必要時関係者に情報を伝える ・判断に迷うとき専門医へ紹介する	・退院時の療養方針を把握する ・必要時関係者から情報を得る ・診療方針を見直す ・必要時関係者に情報を伝える	
				・相談に対応し権利擁護のための援助を行う

a. 発見期における課題

> **症　例**
>
> 　70歳代女性．糖尿病，高血圧があり，X−5年に脳梗塞のためにA病院脳神経外科に入院歴がある．後遺障害を残すことなく自宅で長男と二人暮らしをしていた．X−1年頃，独語や奇異な行動を心配した長男が脳神経外科に相談したところ，「認知症だろうから抗認知症薬を開始しましょう．地域包括支援センターにも相談してください」と言われた．デイサービスに通うようになり，デイサービスではカラオケ機器の前で「寺から電波が飛んできて」などとつぶやきながら奇妙な姿勢をとり続けていたが，「認知症だから」と放置された．X年3月，独り言をつぶやきながら，飲食を拒否し昼夜を問わず自室内を歩き続けるようになった．心配した長男からの連絡を受けた地域包括支援センター職員が訪問し，B病院認知症疾患医療センターへ連絡され，同センター精神科を受診した．遅発統合失調症の診断のもとX年4月，同院精神科に医療保護入院した．少量の抗精神病薬により4週間程度で入院前の異常な言動は消失．長谷川式簡易知能評価スケール改訂版（HDS-R）は29点で認知症の診断は否定された．

課　題

この時期のよくある課題は以下の3点である．

①加齢による物忘れや難聴により物忘れが増えたようにみえる状態を過度に心配して受診する．

②回復可能性のない認知症状態と誤解されて必要な医療機関への受診が遠のく．

③認知症状態であるが本人の拒否が強く医療機関につながらない．

それほど認知症を心配する状態ではないが受診にいたった経緯を本人や家族に聞くと，報道や広告が与える影響の大きさに驚く．今日の報道や広告，市民講演などをみていると，過度に認知症になることを不安にさせる内容や，根拠に乏しい予防的介入に関する情報の多さを感じる．啓発にはより一層の工夫と配慮が求められる．

早期発見，早期治療という言葉を聞くたびに，「早期の適切な鑑別診断」が抜け落ちているのではないかと考えてしまう．身体疾患や薬剤による物忘れ，症例のように回復可能性のある精神疾患がきちんと評価されないまま狭義の認知症と誤解され，「どうせ治らないから仕方ない」と受診にいたらないこともある．これが②の課題といえる．「どうせ治らないから仕方ない」と認識してしまうのが変化に気づいた家族や地域住民であれば，啓発が十分ではないことが課題の背景要因として考えられる．だがこうした誤解を援助職が抱いてしまい適切な援助にいたらないこともある．診断のための受診を勧奨すべきか援助職自ら判断できないようなら，認知症に詳しい援助職に相談することをためらうべきではない．

③は地域のいわゆる困難事例として挙がることが多い．いろいろ手を尽くしても難しいことはある．だが，本人の困難さに関心をもち共感を示しながら受診のメリットを伝えるという手間を省略しているために，受診にいたっていないこともある．こうした手間を省略していてはなかなか受診の動機づけは深まらない．拒否の背景にどのような思いがあるのか考えることも大切である．「認知症かもしれないから受診しましょ

う」という説明では，その人の自尊感情を傷つけてしまう．「身体の病気や薬の影響で物忘れが増えることもあるので，早めに相談に行きましょう」などの説明が望ましい．時々，「健康診断」「家族の受診の付き添いで」などといった理由で受診に誘導する事例に遭遇することがある．こうしただますような受診誘導は，その後の本人との関係性に悪影響を及ぼしかねないので可能な限り避けたほうがよいだろう．

b. 診断期における課題

症 例

80歳代男性．3年前から知人との約束を忘れたり，頼まれた買い物を間違えることが増えた．妻の勧めでA病院を受診した．長谷川式簡易知能評価スケール改訂版（HDS-R）24点，頭部MRI検査ではびまん性軽度脳萎縮を指摘された．物忘れ以外に困ることはなく日常生活においても自立していたが，アルツハイマー型認知症と診断された．特に療養指導や接し方に関する説明はないまま，抗認知症薬が処方された．抗認知症薬が最大量に増量されて以降，怒りっぽさや落ち着きのなさが目立つようになった．困った妻は地域包括支援センターに相談した．地域包括支援センター職員は抗認知症薬の副作用が関与している可能性を考慮したが，A病院医師に相談するにはいたらなかった．薬局薬剤師も副作用の可能性を考慮したが，医師への情報提供にはいたらなかった．怒りっぽさと落ち着きのなさへの対処に困り果てた妻は抗認知症薬処方開始の1年後にB病院精神科受診を決意．軽度認知障害と判断され，抗認知症薬は中止となり，本人の生活における役割や張り合いを取り戻すための工夫，基本的な接し方について話し合われた．1ヵ月後，怒りっぽさや落ち着きのなさは消退した．

課 題

物忘れが増えた人が医療機関を受診し，鑑別診断を受け療養方針が決定される過程でもさまざまな課題がある．この過程における課題としては，かかりつけ医を経ないまま専門医療機関を受診する，適切な鑑別診断が行われない，療養方針が適切に説明されない，鑑別診断の結果と療養方針が共有されないといった課題が多い．

速やかに専門医療機関を受診することはよいことのように思われがちだが，すべての認知症状態の人が専門医療機関への受診を勧奨されることが望ましいわけではない．専門医療機関の数には限りがあるし，身体疾患を並存しやすい高齢者にとってはかかりつけ医をもつことが求められる．限られた専門医療機関に多数の人々が受療誘導されると，真に専門医療機関受診を求められる人々の受診機会が減ってしまう．

効果に限界の大きな抗認知症薬が過剰に使用されがちな現状をみていると，療養方針が適切に説明されないということは決して少なくないような気がしている．抗認知症薬が過剰に使用されている理由には，認知症に関する偏った啓発や報道，広告も関与しているが，医師による療養方針の説明が標準化されていないことも関与しているだろう．薬物療法以前に重要なのは，認知症のある人がもつ生活上の困難さを理解して接すること，そのうえで低下した機能が補われ，残存機能が発揮され張り合いのある生活を送ることができることにある．そして薬物療法の限界や生じ得る有害事象が説

明される必要がある．

　認知症のある人の拒否や拒絶に苦労している話を聞くことは事例検討会などでよくある．困っている援助職は「認知症が重症で拒否が強い」と理解していることが多い．しかしそうした拒否の背景要因としてかかわる人々の姿勢が強く関与していることは少なくない．こうしたBPSDの背景要因を考察する姿勢が共有されていないことは，無用な向精神薬処方を増やす．

　診療や面談に際して，本人に断りもなく家族から話を聞き始めるという姿勢をみることがあるが，これでは援助職と当事者間に良好な関係は成立しない．たとえば病歴聴取の間中，本人が家族による批判的な発言を聞き続けることは，認知症のある人にとって針のむしろのごとき状況になるだろう．「少しでも情報を集めることがお困りの点を解決するために必要なので，ここで同席のご家族からも日頃のご様子を聞いてよろしいでしょうか」といった言葉を伝える一手間が求められる．こうした基本的な配慮は認知症のある人や家族にかかわるすべての援助職に求められる．

c．療養期の課題

> **症例**
>
> 　70歳代女性．単身生活を送っていたが，それまで参加していた自治会の集まりにも出なくなり，様子の変化に気づいた地域住民からの連絡で地域包括支援センター職員が遠方に住む長女に連絡した．駆けつけた長女の強い勧めでA病院精神科を初診．アルツハイマー型認知症，高血圧症，脂質異常症，糖尿病と診断され，A病院精神科，内科に通院となった．要介護1と認定され，ホームヘルパーのサービスが導入された．家族は3ヵ月に一度通院に同行し，6種類の処方薬を持ち帰っていた．しかし本人はホームヘルパーが処方薬に手をつけることを嫌い，服薬管理はままならなかった．精神科医，内科医ともに服用状況を知らぬまま処方され続け，自宅には処方薬が詰め込まれた大きなポリ袋が山積する有様となった．

課題

　診断とそれに基づく療養方針が定まったあとの過程にも多くの課題がある．症例のように十分管理されず残薬がたまっているのを知らぬまま薬剤が処方され続けていることは，残念ながら決してまれなことではない．認知症のある人の薬剤管理状況を考慮せぬまま処方する医師の姿勢にも課題があるが，薬剤管理状況を知っているのに医師に伝えられない状況があるのは，援助のためのチームが機能不全に陥っているといわざるを得ない．

　療養過程において共有されるべき情報が共有されない状況は，薬剤の管理状況に限ったことではない．

　認知機能や行動，心理状態に悪影響を与える薬剤が処方されていること，処方変更による有害事象と思われる変化，薬剤の重複処方，自宅や通所先で生じている心身の変化，望ましいかかわり方，家族の状況など，重要な情報が共有されないと，それによ

る悪影響は認知症のある人の生活を破綻に追い込むことがある．

さらにこの時期には，入院を要する身体疾患が生じたときに課題が生じやすい．入院前にケアマネージャー，ホームヘルパー，訪問看護師が把握している情報が，入院先の医師，看護師に伝えられていないことや，入院中の情報がケアマネージャー，ホームヘルパー，訪問看護師に伝わっていないことは珍しいことではない．情報が適切に共有されないことにより，入院後のせん妄や転倒が生じやすくなり，退院後に服薬，栄養管理の不十分さが生じ再入院が繰り返されてしまうことがある．

d. 課題の背景要因

認知症のある人が援助を受ける過程を3つに分け，それぞれの過程において生じやすい課題を概説した．これらの課題の背景にある要因は，「援助の基本的姿勢の標準化不足」「各過程における援助目標と生活情報の共有不足」の2つに整理される．

1）援助の基本的姿勢の標準化不足

「援助の基本的姿勢の標準化不足」の背景要因は，結局のところ援助職への教育体制の未熟さに起因している．そして援助する人を地域住民に拡げるとすれば，啓発，報道，広告に多くの課題があるといえよう．

認知症のある人へ援助する職は多岐にわたる．そしてその育成過程，卒後研修過程もさまざまで統一されているわけではない．

たとえば医師のうち，かかりつけ医には認知症への対応力向上のためにさまざまな研修が行われている．精神科医，神経内科医，老年内科医，脳外科医など，認知症に携わる機会の多い医師には認知症関連学会が専門医制度を設けている．看護師にも認定看護師制度がある．とはいえ，そうした専門医，認定看護師にも基本的な援助姿勢のばらつきは多い．研修制度に課題が多いといわざるを得ない．

認知症を専門としていない医師，看護師の援助姿勢には，卒前の育成過程が影響することになるだろうが，今日の状況を考えるとそこにも課題が多いといえるであろう．

他の職種においても，研修の質には差がある．事業所によっては，職員管理の都合上，研修に参加することが困難な援助職もいると聞いている．こうした現状は基本的な援助姿勢にばらつきを生んでしまっている．

2）各過程における援助目標と生活情報の共有不足

「各過程における援助目標と生活情報の共有不足」は認知症だからこそ解決が求められる重要な課題といえる．認知症の人を援助する過程には多くの人々が関与する．そして認知症の症状を理解するには，生活を丁寧に観察することが鍵になる．認知機能の低下によってもたらされる役割の喪失感，自己肯定感の低下への理解，家族や地域住民，援助職たちとの関係性なども含めた，生活にかかわる情報を共有しなければ，適切な援助につながらない．援助における目標と情報を共有しなければ，援助のためのチームをいかなる名で掲げようとも，機能的なチームにならない．

3. より効果的なチームになるための仕掛け

認知症の人を援助するチームが効果的なものになるためには，課題を解決する仕掛けが必要になる．

a.「援助の基本的姿勢の標準化不足」の解決策

「援助の基本的姿勢の標準化不足」を解決するためには，標準化された教育がチームに施される必要がある．認知症の人を援助するチームは地域の援助職たちと地域住民である．援助職たちに適切で標準化された教育が施されるためには，今日の各職種育成過程を考えると，おのおのの援助職の組織だけでは限界がある．地域の行政がコーディネートしながら，医師会，薬剤師会，大学，各種協会，認知症疾患医療センターと協調し，参加率の高い効果的な研修プログラムを考えなくては実現し得ない．

研修プログラムをより効果的にするためには単なる座学の研修ではなく，事例検討など参加者の意識を高めるような工夫も必要である．こうした取り組みは熊本県をはじめ，先進的な地域では活発に行われている．

ただしこうした研修でよくあるのが，「研修に来る援助職や機関は問題ない．問題なのは来ない人たち」という課題である．それぞれの経営上の都合から参加率の向上を見込めないのであれば，標準的な研修プログラムに参加している援助職リストを公開し，ユーザーに選択のための判断基準を与えるというところまで考えなくてはならないかもしれない．

地域住民の基本的姿勢を標準化するのは，玉石混淆の報道や広告にさらされている現状を考えると困難さも多いが，地域の行政が認知症疾患医療センター，地域包括支援センター，民生委員，自治会と協力し，啓発活動が適切に行われるよう調整することも求められる．

b.「各過程における援助目標と生活情報の共有不足」の解決策

「各過程における援助目標と生活情報の共有不足」を解決するための策は，目標と情報を共有する策にほかならない．目標と情報を地域で共有する策として有望なのが地域連携パスの開発と運用である．

地域連携パスはすでに数多くの身体疾患で利用されている情報共有のためのツールである．援助の過程ごとに目標が明確化され各過程の情報が一覧でき，目標の達成度を評価する指標が組み込まれている．援助職たちのみならず，対象疾患や運用している地域によっては家族や当事者も閲覧できるものがある．

認知症の地域連携パスは手帳形式で広まりつつある．日本精神科病院協会による「オレンジ手帳」をはじめ，熊本，大阪，兵庫，長野など各地で先駆的な取り組みが行われている．

認知症の地域連携パスの有用性は，取り組み後間もないものの，数井らが認知症地域連携パスの効果を前向き研究で検証し，家族介護者の知識向上，かかりつけ医の理解

向上,家族介護者の介護負担感軽減に寄与することを明らかにしている[2]. 今後,各地で地域連携パスが開発され運用されることが求められる.

地域における研修立案や啓発は,地域における認知症ケア全体の課題を整理し目標を設定したうえで行われる必要がある. 地域連携パスは地域における医療計画を策定するうえでのツールでもある. 数井らは運用を広げるためには地域の強力なリーダーシップと運用初期の丁寧なサポートが必要であると指摘している. そうした意味で,これらの仕掛けやそのための事務局運営はチームの一員である自治体の職員に求められるといえる.

4 チームによるケアの効果

チームによるケアの有効性はいくつかの調査研究で示されている. Callahanらはアルツハイマー型認知症の患者のケアの質を高めるために,チームによるケアの効果を検討した[3]. 2002年1月から2004年8月の間に,2つの州立大学病院が関与する地域のプライマリケア医を受診した153名のアルツハイマー型認知症をもつ高齢者とその介護者を,チームによるケアを受ける84名と通常のケアを受ける69名に無作為に分けた. 介入群は1年間にわたり,プライマリケア医と看護師によって家族介護者も含めて学際的なチームによるケアを受けた. その結果,アルツハイマー型認知症の治療においてチームによるケアは,ケアの質,BPSDの重症度,介護者の精神健康度においても有効であることが示された. しかもその効果は抗精神病薬や睡眠薬の使用を増やすことなく得ることができたと指摘している.

チームによるケアの有効性を示すエビデンスを1つ取り上げた. しかしこうした研究は十分に行われていない現状がある. そこにはいくつかの理由がある. チームによるケアはある意味では当然求められることであり,そうしたことを被験者の負担を伴う調査研究として行うべきかという倫理的な問題があることがまず,挙げられる. また,チームによるケアの有効性を示すうえで,回復せず中核症状は悪化していく認知症を対象にしたとき,調査研究のアウトカム設定が困難になりやすいことも理由の1つとして挙げられる.

注意が必要なのはチームによるケアを推進すれば医療経済的に優れるということを示すエビデンスは十分ではないことである. 地域包括ケアや在宅医療推進の議論の中で,入院や入所より在宅ケアのほうが医療経済的に優れるかのような意見を聞くことがあるが,その裏づけとなる根拠は乏しい. 介護保険や医療保険による在宅ケアを推進すると,収容型のケアよりも医療経済的には負担が大きくなる可能性もある. 医療経済的なことを考えた場合,チームは介護保険や医療保険によるフォーマルなサービスだけでなく,ボランティアやNPOなどといったインフォーマルなサービスとそれにかかわる人々を含めて考えていく必要が今後ますます求められていくだろう.

5 具体的な活動例

チームによるケアをイメージしやすくなるよう，成功事例を取り挙げる．なお，症例はチームによるケアの有用性が示される範囲内で，個人が特定されないよう手を加えた．

症例1

70歳代女性．長男夫婦，孫2人，夫と二世帯住宅に同居．近所の友人とゲートボールに週3回参加するのを楽しみに暮らしていたが，X-2年頃から参加頻度が減っていた．50歳代から糖尿病を患いA診療所に通院していたが，X-1年頃から服薬を忘れることが増え血糖値が上昇傾向になっていた．X年3月，散歩中に転倒し起き上がれないところを近くの住民に助けられ，B病院に救急車で搬送された．右大腿骨頸部骨折と診断．人工骨頭置換術が施行されたが，手術後から不穏状態になった．同院精神科医が併診し，せん妄状態と判断されリスペリドン0.25 mgの使用にてせん妄は改善した．リスペリドン中止後もせん妄は生じることがなかったが，看護師から説明された理学療法の予定を繰り返し尋ねたり，家族が面会に来たことを忘れてしまい「誰も来てくれなくて寂しい」と流涙することがあった．看護師はせん妄がまた生じたと考え，精神科医に再度診察を依頼した．精神科医は診察，精査を実施し，家族から入院前の状況を聴取した．その結果，4年前頃に発症したアルツハイマー型認知症と診断された．精神科医は家族と病棟看護師にかかわり方，療養環境調整について説明するとともに，精神保健福祉士に退院後の調整について依頼した．また作業療法士に対して生活機能障害の評価を依頼した．本人に対しては物忘れがあっても張り合いのある生活が送れるよう，周囲の援助体制を整えていく旨を説明した．精神保健福祉士は本人，家族と面談し，退院後の生活援助について話し合い，介護認定取得について地域包括支援センターへ，かかりつけ医のA診療所看護師とかかりつけ薬局に糖尿病治療薬の自己管理困難が予想される点を伝えた．その結果，訪問看護サービスの利用が調整された．さらに整形外科医と理学療法士，作業療法士に，退院後通所リハビリテーションが継続されやすくなるよう，情報提供書作成依頼をした．入院中に介護認定調査が実施された．ケアマネージャーは精神保健福祉士，本人，家族と相談し，退院後のケアプランを策定した．ケアマネージャーはデイサービスに通うことへの不安を感じている本人の想いをデイサービススタッフに伝え，案内の仕方などについて検討した．理学療法継続とともにこれらの調整が進められ，X年5月に退院した．その後はデイサービスに通いながら理学療法を継続，訪問看護サービス利用，A診療所通院にて血糖値は安定して経過している．

症例1のポイント

身体疾患治療のために入院したときに認知症が明らかとなることはよくある．認知症のある人が退院後安心して暮らすことができるためには，入院中に認知機能や生活機能が評価され，退院後の援助について検討された結果が在宅療養にかかわる援助職と共有される必要がある．本事例ではせん妄改善後も持続する認知機能障害を察知した看護師が精神科医につなぎ，その後は精神保健福祉士がハブになりながら退院後の援助について調整されている．さらに退院直前からはケアマネージャーがハブになり調

整が進み，退院後の安定した生活につながっている．成功事例ではこのように援助職たちをつなぐハブとして機能する存在が鍵になっていることが多い．

> **症例2**
>
> 　70歳代女性．夫，長女と同居している．X-2年2月頃から物忘れが増え，長女に受診を勧められていた．X-1年5月頃から小刻み歩行が目立つようになった．転ぶことも増えたため長女に勧められA病院内科を受診した．パーキンソン病の可能性を指摘され抗パーキンソン薬が処方された．X-1年10月頃から「夫の寝床に知らない女がいる」と言うようになった．幻視の存在を疑った長女の強い勧めで，X年2月にB病院精神科を受診した．レビー小体型認知症が疑われた．手帳形式の認知症地域連携パスが発行された．かかりつけ医をもっていなかったため，精神保健福祉士により医師会と調整され，C診療所を紹介され，B病院精神科とC診療所の両方を定期的に通院するようになった．B病院精神科からコリンエステラーゼ阻害薬が処方され，抗パーキンソン薬は減量された．夫は自治会の仕事で外出が多く，日中1人になることが多いことも症状に影響していることから，精神保健福祉士からの勧めで地域包括支援センター職員と面談．デイサービスが開始された．日，時間によって自発性に変動が大きいため，プログラム参加の勧め方に悩んだデイサービススタッフは手帳形式の認知症地域連携パスにその旨を記載．B病院精神科担当医は自発性の変動がレビー小体型認知症による症状であることと，対応方法について手帳に記載した．次第に幻視は消退し，歩行も安定した．自発性も安定しデイサービスプログラムへの参加頻度も増加した．しかしX年6月頃から再び歩行が不安定化した．それとともに抑うつ的になり食事摂取量も減少した．C診療所のかかりつけ医は抗パーキンソン薬の増量を考慮したが判断に迷ったため，手帳形式の認知症地域連携パスにその旨を記載し，B病院精神科受診を早めるよう勧められX年8月にB病院精神科を受診した．歩行障害の原因として増量されたコリンエステラーゼ阻害薬による可能性が考慮され同剤を減量，翌月には歩行が再び安定し，次第に食事摂取量も回復していった．

症例2のポイント

　レビー小体型認知症の症例ではアルツハイマー型認知症とは異なるかかわり方，配慮すべき点がある．診断と療養上の留意点を介護職と共有することはこうしたケースでは重要になり，手帳形式の地域連携パスが効果を発揮しているといえる．また薬剤への反応が大きく生じやすいため，かかりつけ医は処方の判断に悩みやすいが，手帳形式の地域連携パスがあることでかかりつけ医にとって専門医に相談することのハードルが下がり，適切な処方調整につながったといえる．このように手帳形式の地域連携パスは情報共有を促進し切れ目のない援助を生むツールになるといえる．

6　まとめ

　在宅ケアが推進される中，認知症の人を援助するチーム医療を考えることは，認知症ケアの地域連携を考えることに等しい．そこでここでは認知症の人を援助するうえでの地域連携における課題を整理し，その解決策に言及した．

チーム医療や地域連携という言葉は耳触りがよい．いかにも素晴らしいことをしているかのような錯覚を生む．しかし当事者にとって，チーム医療や地域連携は素晴らしいことだろうか．実は当事者にとってそれは至極面倒なことかもしれない．当事者にとってみれば，医療と介護，生活をみる視点を兼ね備えた1人の優秀な援助職がいれば，その人と信頼関係を築き援助されることのほうが幸せなことかもしれない．チーム医療や地域連携というものは，援助職の専門分化，医療と福祉の分離から統合への流れ，医療，介護機関の複雑化という状況から発生せざるを得ないものでもあるといえる．そうした意味でチーム医療や地域連携というものは，当事者にとってみれば仕方なく受け入れざるを得ないものかもしれない．チームに参加する人々は，そのことを自覚する必要がある．複数の援助職がかかわることによって当事者が抱く負担感を想うことができる想像力が必要なのではないだろうか．

　そして当事者に対して謙虚に，また援助職同士は対等な関係で互いをねぎらい合う姿勢をもつことも大切なのではないだろうか．チームが有効に機能するためには，チーム内の雰囲気がよくなることが必須である．当たり前のことかもしれないが最後に強調しておきたい．

　認知症のチーム医療を実践することは，認知症になっても安心して暮らせる社会を実現することである．医療にとどまらず，介護，行政，地域社会を横断する取り組みが重ねられ，認知症に対する偏見が減じられ，認知症になることを今より少しでも明るく受け止めることのできる社会を目指したい．

文献

1) Kitwood T：Dementia Reconsidered：the Person Comes First, Open University Press, 1997（高橋誠一訳：認知症のパーソンセンタードケア：新しいケアの文化へ，筒井書房，東京，2005）
2) 数井裕光，杉山博通，武田雅俊：認知症診療におけるクリニカルパスと情報共有ノートを用いた認知症地域連携　つながりノート・みまもりノートの有用性．臨床精神医学 41：1731-1740, 2012
3) Callahan CM, Boustani MA, Unverzagt FW, et al.：Effectiveness of collaborative care for older adults with Alzheimer disease in primary care：a randomized controlled trial. JAMA 295：2148-2157, 2006

〈大石　智〉

INDEX

あ
アカシジア …………………… 108
アダルトチルドレングループ … 37
アルコール依存症グループ …… 37
アルコール依存症治療病棟 …… 12
アルツハイマー型認知症 …… 128
アンチスティグマ活動 ………… 45

い
医学教育 ………………………… 18
医学的適応 (Medical Indications)
 ……………………………… 19, 20
怒り ……………………………… 103
移行空間 ………………………… 32
意思決定支援 ………………… 106
意思決定能力 ……………… 19, 110
意思表明 (expressing a choice)
 ………………………………… 20
遺族 ……………………………… 108
医の行為 (medical care) ……… 12
医療 ……………………………… 12
医療安全 ………………………… 10
医療観察法病棟 ………………… 12
医療ソーシャルワーカー …… 102
医療の質 ………………………… 12
陰性感情 ………………………… 16
インフォームド・コンセント … 19

う
ウイメンズグループ …………… 37
うつ病 ……………………… 103, 108
うつ病グループ ………………… 37
運動プログラム ………………… 62

え
栄養士 ………………………… 129

援助能力 ………………………… 34

お
横断的診断 ……………………… 26
オールマイティ型 ……………… 71

か
介護支援専門員 ……………… 129
介護福祉士 …………………… 129
回診 ……………………………… 84
開放ゾーン ……………………… 32
外来中心 ………………………… 24
カウンセリング ………… 103, 109
かかりつけ医 ………………… 129
学際的チーム ………………… 105
拡散防止 ………………………… 31
学習グループ …………………… 37
家族 ……………………… 109, 110
家族との面接 ………………… 123
課題集団 ………………………… 31
玩具・道具 ……………………… 31
看護師 …………………… 102, 129
看護スタッフ …………………… 39
観察室 …………………………… 32
がんサバイバー ……………… 108
患者チーム ……………………… 26
患者の意向 (Patient Preferences)
 ……………………………… 19, 20
患者満足度調査 ………………… 13
患者・スタッフミーティング … 35
がん診療 ………………………… 99
がん診療連携拠点病院 …… 99, 100
がん対策基本法 ………………… 99
がん対策推進基本計画 ………… 99
カンファレンス ……… 17, 18, 84
管理栄養士 ………………… 42, 102

緩和ケア …………………… 97, 99
緩和ケア医 …………………… 102
緩和ケア診療加算 ………… 97, 98
緩和ケアチーム ……… 97, 98, 100
緩和ケアチーム登録 …… 106, 107

き
危機介入 ………………………… 19
記述精神医学 …………………… 25
逆転移 ……………………… 16, 17
キャリアコンサルタント ……… 69
ギャンブルグループ …………… 37
救急医療現場 ………………… 124
急性期治療病棟 ………………… 12
救命救急センター …………… 114
教育 ……………………… 17, 18
教育プログラム ………………… 63
凝集性 …………………………… 31
業績直結能力 …………………… 14
協働作業 ………………………… 75
協働体験 ………………………… 71
均一化 …………………………… 32
勤務経験 ………………………… 71

く
クリニカルパス ………………… 32

け
ケア会議 ………………………… 53
継続性 …………………………… 11
ケース・マネジメント ……… 121
ゲームネット依存グループ …… 37
研究 ………………………… 17, 18
研究倫理 ………………………… 21
言語聴覚士 ………………… 102, 129
顕在化能力 ……………………… 14

こ

原始的防衛機制	25
効果研究	58
行動化	25
抗認知症薬	141
後輩患者	32
個人精神分析療法	17
個人精神療法	38
コミュニケーション	14, 103, 110
コミュニティミーティング	35
コールアウト	14
コンサルテーション	104
コンサルテーション・リエゾン	110
コンピテンシー	14

さ

再休職	67
再休職予防	58
サイコオンコロジー	110
再利用者向けプログラム	66, 68
サイレント・マジョリティ	45
作業療法	32
作業療法士	13, 39, 82, 102, 129

し

歯科医	102, 129
歯科衛生士	102
自己破壊的な行動化	26
自己分析	63, 64, 68
自殺	17, 114
自殺企図患者	114, 118
自殺再企図防止	122
支持的精神療法	38
システム論	28, 34
質	12
疾患・課題別治療プログラム	35
児童・青年期症例の自殺企図	123
社会学的研究	34
社会的規範	34
社会的構造	34
社会福祉士	129
社会復帰施設	35
社会復帰フォーラム	37
周囲の状況（Contextual Features）	19, 20
就学支援プログラム	37
週間治療プログラム	35
縦断的診断	26
集団の退行	31
集団力動論	32, 34
終末期	110
就労移行支援事業所	67
就労継続状況	58
就労準備プログラム	37
主治医	38
障害者ボランティア育成講座	45
障害受容	66
状況モニター	16
情報収集	92
所属部署別週間治療プログラム	35
自律尊重原則	19, 20
新人スタッフ	43
新入院患者ミーティング	37
心理社会的アプローチ	24
心理プログラム	64
診療	12
診療実施計画書	84

す

睡眠覚醒リズム	62
推論（reasoning）	20
スクリーニング	100, 110
スタッフケア	17
スタッフチームの育成	43
スタッフのメンタルケア	93
スタンドプレイ型	71
スティグマ	46
スペシャリスト型	71

せ

生活共同体	34
生活習慣改善グループ	37
正義原則	20
精神科救急入院料病棟	12
精神科病院	29
精神科リエゾンチーム	19
精神科リエゾンチーム加算	77
精神看護教育	79
精神腫瘍学	110
精神発達	31
精神発達論的	32
精神発達論的理解	29
精神分析理論	34
精神保健福祉士	39, 81, 116, 120, 129
精神療法	79
世界医師会	21
責任能力	26
責任レベル	35
摂食障害グループ	37
ゼネラリスト型	71
善行原則	20
全体スタッフミーティング	30
先輩患者	32
先輩スタッフ	43
せん妄	103, 108
専門医	129
専門職	70

そ

早期退院	78
双極Ⅱ型障害	72
相互支援	15
相互扶助能力	26
相対的依存期	32
ソーシャライジングクラブ	37
措置患者ミーティング	37

た

退院支援	29

対処行動	64
対人コミュニケーション	63
対費用効果	94
卓上回診	35
多元性	11
多職種協働	70
多職種協働委員会	18
多職種チーム	105
タスクワーク	13
短期入院治療	24
単剤化	43

ち

地域生活支援	30
地域包括ケア	128
地域包括支援センター	129
地域連携	147
地域連携パス	144
チェックバック	14
チーム医療	10, 24, 58
チームへの依頼の方法	87
チームメンバーの交替	91
チームワーク	13
チャレンジルール	15
治療共同体	24, 34
治療構造	17
治療的，生産的退行	26
治療同意能力	19
治療ハード	31
治療評価書	84
治療文化	34
鎮静	110

て

デイケア	47
ディブリーフィング	16
低用量化	43
適応障害	103, 108
転移	16, 17
転院調整	93
伝統的チーム医療	24

と

同意能力	108
同形原則	28
統合機能	30
特性理解	66
図書館通い	62

に

日本看護協会	83
日本精神科看護協会	83
日本精神神経学会	18
日本総合病院精神医学会	18
日本病院評価機構	13
日本臨床救急医学会	124
入院精神療法	35
入院治療	17
認識（appreciation）	20
認知機能	67
認知行動療法	38, 65

の

飲みもの依存症グループ	37

は

破壊的行動化	35
箱庭療法	38
発達障害	66, 73
発達段階	31
ハドル	16
「場」の力	54

ひ

ピアスタッフ	47
非自殺企図患者	121
非治療的，非生産的退行	26
否認	103
病院機能評価	13
病院づくり	45
病勢期	32
病棟機能分化	29, 32
病棟内機能分化	29, 32

ふ

フィードバック	15
復職後のプログラム	65
服薬管理レベル	35
部署間の管理調整能力	38
ブリーフィング	16
不連続・断片化	31

へ

閉鎖ゾーン	32
ベースキャンプ	32
ヘルシンキ宣言	21

ほ

包括的	11
保健師	129
ホスピタリズム	25, 35

ま

街づくり	24, 45
慢性期の長期入院患者	30

み

見捨てられ不安	25
ミーティング	17, 18
民主体制	34

む

無危害原則	20
無構造で，保護・退行促進的	26

も

燃え尽き症候群	110

や

薬剤師	42, 80, 102, 129
薬物依存症グループ	37
役割分担	75

ゆ

遊戯療法	38

り

リエゾン看護師	79, 116, 119
リエゾンカンファレンス	19
理解（understanding）	20
理学療法士	13, 102, 129
リカバリー	11
リカバリーへのプラットフォーム（駅）	47
力動精神医学	26
力動的チーム医療	24
リーダーの権威	14
リーダー・シップ	13, 14, 16
リハビリテーション	13
リラクゼーション法	109
リワークプログラム	60
リワーク・カレッジ®	64
リワーク・スクール	62
臨床心理技術者	79
臨床心理士	42, 102, 117, 121
臨床倫理	19
倫理コンサルテーション	21

れ

連続した	31
連続性	26

ろ

ロールプレイ	68

A
Assessment（評価） ……… 15

B
Background（背景） ……… 15
Bad News ……… 108, 111
Bio・Psycho・Socio・Ethic（生物・心理・社会・倫理） ……… 24
BPSD ……… 128

C
Concerned ……… 15
CPZ 換算値 ……… 43
CUS ……… 15

E
Environment（環境） ……… 16

H
health care ……… 12

I
interdisciplinary team ……… 105
ISO（International Organization for Standardization） ……… 12

K
Kitwood ……… 132

M
multidisciplinary team ……… 105

P
PEEC コース ……… 124
Person-Centered Care ……… 132
PICU ……… 32
Progression（進捗） ……… 16

Q
Quality of Life（生活の質） ……… 19, 20

R
Recommendation ……… 15
Request（提案） ……… 15

S
Safety issue ……… 15
SBAR ……… 14
Situation（状況） ……… 15
SST・心理教育ミーティング ……… 37
Status（患者の状況） ……… 16
STEP ……… 16

T
Team member（チームメンバー） ……… 16
Team Strategies and Tool to Enhance Performance and Patient Safety（TeamSTEPPS） ……… 14

U
Uncomfortable ……… 15

編者紹介

山本　賢司　Kenji Yamamoto MD, PhD

1964 年生まれ
1990 年　　　　　　東海大学医学部卒業
1992 年～1996 年　東海大学大学院医療系研究科内科学専攻（精神科学）
1996 年～1999 年　東海大学医学部精神科学教室に勤務
2000 年～2001 年　カナダのダグラス病院研究センター（マギル大学）に留学
2004 年～2014 年　北里大学医学部精神科学に勤務
2014 年～　　　　　東海大学医学部専門診療学系精神科学に勤務

東海大学医学部専門診療学系精神科学　教授
北里大学医学部　客員教授

【専門】
精神医学，コンサルテーション・リエゾン精神医学
救命救急精神医学，臨床精神薬理学

【資格など】
医学博士，精神保健指定医
日本精神神経学会（専門医，指導医）
日本総合病院精神医学会（専門医，指導医）
日本臨床精神神経薬理学会（専門医，指導医）

©2016　　　　　　　　　　　　　　第1版発行　2016 年2 月20 日

精神科領域のチーム医療
実践マニュアル

（定価はカバーに表示してあります）

検印省略

編　著　　山本賢司
発行者　　林　　峰子
発行所　　株式会社 新興医学出版社
〒113-0033　東京都文京区本郷6丁目26番8号
電話　03(3816)2853　　FAX　03(3816)2895

印刷　株式会社真興社　　ISB978-4-88002-760-9　　郵便振替　00120-8-191625

- 本書の複製権・翻訳権・上映権・譲渡権・公衆送信権（送信可能化権を含む）は株式会社新興医学出版社が保有します。
- 本書を無断で複製する行為（コピー，スキャン，デジタルデータ化など）は，著作権法上での限られた例外（「私的使用のための複製」など）を除き禁じられています。研究活動，診療を含み業務上使用する目的で上記の行為を行うことは大学，病院，企業などにおける内部的な利用であっても，私的使用には該当せず，違法です。また，私的使用のためであっても，代行業者等の第三者に依頼して上記の行為を行うことは違法となります。
- [JCOPY]〈出版者著作権管理機構 委託出版物〉
本書の無断複製は著作権法上での例外を除き禁じられています。複製される場合は，そのつど事前に，出版者著作権管理機構（電話 03-3513-6969，FAX03-3513-6979，e-mail：info@jcopy.or.jp）の許諾を得てください。